인생을 바꾸려면 몸부터 바꿔라

우리시대 명의 유태우 교수의 6개월 안에 끝내는 명쾌한 건강법

유태우 교수의
내몸개혁 6개월 프로젝트

유태우 교수의
내몸개혁 6개월 프로젝트

저자_ 유태우

1판 1쇄 발행_ 2005. 5. 9.
1판 10쇄 발행_ 2019. 2. 27.

발행인_ 고세규
발행처_ 김영사

등록번호_ 제406-2003-036호
등록일자_ 1979. 5. 17.

경기도 파주시 문발로 197(문발동) 우편번호 10881
마케팅부 031)955-3100, 편집부 031)955-3200, 팩시밀리 031)955-3111

값은 뒤표지에 있습니다.
ISBN 978-89-349-1807-3 03510

홈페이지_ www.gimmyoung.com 블로그_ blog.naver.com/gybook
페이스북_ facebook.com/gybooks 이메일_ bestbook@gimmyoung.com

좋은 독자가 좋은 책을 만듭니다.
김영사는 독자 여러분의 의견에 항상 귀 기울이고 있습니다.

유태우 교수의

내 몸 개혁 6개월 프로젝트

강하고 질병없는 멋진 내몸 만들기

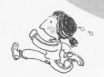

김영사

삶의 의학과 내몸개혁 6개월

　필자는 1980년에 의사가 된 후 지금까지 줄곧 아픈 사람의 질병을 진단하고 치료하는 일을 해왔다. 의과대학에서 배운 대로 환자들이 증세를 호소하면 그것의 원인을 밝혀내고 고쳐주는, 소위 'Find and Fix' 모델을 적용해왔던 것이다. 질병만을 보고 있을 때는 이 모델이 잘 들어맞았고 문제가 없는 듯했다. 지금도 급성통증, 외상, 폐렴 등의 급성감염증, 충수돌기염, 암의 치료 등은 이러한 모델에 근거해서 진료한다. 그러나 가정의의 특성상 같은 환자를 지속적으로 봐야 하는 필자로서는 25년 간의 진료경험을 통해서 이 모델만으로는 부족하다는 것을 느끼게 되었다. 반복되는 급성질환(감기 등) · 긴장성두통 · 기능성위장장애 등의 스트레스성 질환, 비만 · 고혈압 · 당뇨 등의 만성질환은 이렇게 질병치료만으로는 문제가 해결되지 않는다는 사실을 알게 된 것이다. 더 나아가서 한 사람의 신체적 기능과 외모를 개선하고, 건강증진과 노화방지를 위해서는 현대의학의 주류를 이루는 질병의학만으로는 해결될 수 없다는 것도 인식하게 되었다.

　또 다른 내적 갈등은 교과서에서 배웠던 것을 환자들에게 적용할 때 나타나는 부적합성이었다. 처음에는 그것이 교과서의 한계라고 생각했고, 그래서 실제적인 진료 노하우는 꼭 교과서적이 아니어도

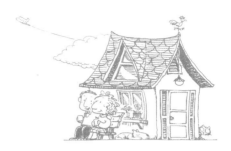

된다고 생각했다. 그러나 그 괴리감은 교과서의 문제가 아니라 한국인이 서양인과 근본적으로 다르다는 사실에서 기인한다는 것을 깨닫기 시작했다. 불행히도 우리의 의학 교과서와 의학 저널은 주로 서양 사람을 대상으로 한 것이었기 때문에 한국인들에게 적용했을 때 맞지 않는 것이 당연했다. 한국인과 서양인의 가장 근본적인 차이점은 서양인은 개인주의적이고 이성적인 반면, 한국인은 관계 중심적이고 정서적이라는 점이다. 이는 의학에도 그대로 적용된다. 서양에서는 대부분 질병을 한 개인의 병으로 보지만 한국에서는 개인의 병보다 삶의 병 또는 사회문화병으로 보아야 하는 경우가 많다. 서양인 중심의 질병에 대한 정의도 상당 부분 한국인에게 맞게 개정되어야 한다.

　이러한 통찰에서 비롯되어 진료를 시작한 지 20년째 되는 2000년부터 진료하는 목표와 방법에 많은 변화가 있었다. 요즈음의 진료는 한마디로 '삶의 의학'이라고 할 수 있는데, 건강과 질병을 개인 삶의 한 부분으로 인식하고 그 사람의 건강을 진단하고 개선시키는 데 초점을 맞춘다. 건강을 개선하면서 몸을 강하게 만들면 질병은 스스로 치료되고, 그래도 남는 병이 있으면 그때 그 병을 치료하면 된다. 기존의 치료의학에서는 서로 다른 사람일지라도 같은 병이면 약물

치료, 수술 등 표준화된 치료법을 똑같이 제시했다. 그러나 삶의 의학에서는 각 사람의 개인적인 특성, 즉 신체상태, 성격, 생활환경 등에 맞춘 개별화된 건강증진법을 제시한다. 이를 가장 효율적으로 실천하도록 하기 위해 필자가 창안한 프로그램이 바로 내몸개혁 6개월이다.

　내몸개혁 6개월 프로그램은 우리 몸을 가장 약하게 하는 여섯 가지 요소를 지금부터 6개월 사이에 개혁시켜 '강하고 질병없는 멋진 내몸 만들기'를 실천하게 한다. 즉, 첫달에는 내몸의 예민성을 지배하는 훈련, 금주 6개월, 그리고 운동을 시작한다. 둘째 달부터는 2개월에 걸쳐 담배끊기를 성취하며, 3개월 후부터는 체중조절을 시작하는데 보통 3개월에 5kg을 감량한다. 내몸의 예민성을 지배할 수 있게 되면, 1개월 후부터는 증세만 고치는 약물, 즉 위장약·변비약·수면제·진통제 등을 줄이게 되고 체중을 줄이는 4개월부터는 고혈압·고지혈증·당뇨약 등 만성질환에 대한 약물을 줄일 수 있게 된다. 여기서 술·담배를 하지 않는 사람은 그 과정이 생략되기 때문에 그만큼 더 많은 것을 성취하게 된다. 체중감량을 완전히 이룩한 후에 얻는 가장 큰 성과는 적어도 5~10년 젊어지는 외모 개선과 체력 향상이다.

내몸개혁 6개월은 기본적으로 본인이 스스로를 바꾸는 것이다. 의사인 필자의 역할은 이를 가능하게 하는 방법을 각 개인에 맞게 최적화해서 제공하는 것이다. 환자가 한 방법에 실패하더라도 실망할 필요가 없다. 6개월 안에 최대한의 성과를 낼 수 있도록 하는 방법은 여러 가지가 있기 때문이다. 인지행동치료, 영양치료, 약물·호르몬치료, 운동치료 등이 주된 치료법이고, 각 방법에도 여러 가지 선택이 있다. 내몸개혁 6개월 프로그램은 자신의 생각대로 몸이 따라주지 못하거나, 내몸을 바꾸기를 바라지만 실천하지 못하는 사람들, 고혈압·고지혈·당뇨 등 만성질환을 약물 없이 고치기 원하는 사람들에게 적합하다. 모든 사물의 이치가 그렇듯이 내몸개혁 6개월에도 타이밍이라는 것이 있다. 그것은 한가해질 때나 은퇴 후가 아닌 바로 지금 해야 한다는 것이다. 늦으면 늦을수록 내몸은 자꾸 변해가고, 되돌릴 수 있는 가능성은 그만큼 줄어든다. 6개월이라는 한정된 시간도 중요하다. 내몸개혁에 6개월 이상 걸리는 사람들은 대개 잘 성공하지 못한다. 그러나 6개월보다 짧으면 몸에 무리가 올 수도 있다.

이 프로그램의 가장 성공적인 요소 중 하나는 치료자인 필자 자신의 실천이었다. "의사가 말하는 것은 따르고, 의사가 행하는 것은 따라하지 말라"는 말이 있지만, 이 프로그램에서는 의사와 환자가 혼연일체가 되어 같은 건강목표를 세우고 같은 방법을 수행해나간다. 필자도 이 프로그램을 통해 약 7개월에 걸쳐 10kg을 감량했다. 지금은 정상체중을 유지하면서 체력과 외모의 향상을 실감하고 있는데 그것이 이 프로그램을 현실화하는 데 무엇보다 강력한 힘이 되었다. 건강을 성취하는 방법은 의사에게나 환자에게나 다 똑같다. 그것은 특별한 것을 먹거나 특별한 시술을 받는 것이 아니라 스스로 자기 몸을 강하고 질병없고 멋지게 개혁하는 것이다.

　이 책에는 내몸개혁 6개월 중 의사의 도움을 받지 않고 스스로 실천할 수 있는 방법들을 주로 제시했다. 많은 사람들이 약이나 건강식품을 먹거나 시술을 받는 것은 쉽지만 스스로 몸을 바꾸는 것은 매우 어렵다고 생각한다. 그러나 그 이유의 대부분은 자신에게 맞지 않는 방법을 사용했기 때문이고, 삶을 변화시키지 않고 습관만 바꾸려 했기 때문이다. 내몸개혁은 생각보다 쉽다. 이 책에 제시된 방법 중 자신에게 맞는 방법을 선택하고, 제시된 순서대로 하나하나 실천해나가면 그다지 어렵지 않다는 것을 알게 될 것이다. 내몸개혁에는 시간과 노력이 드는 것이 당연하지만 그 결과는 10배, 100배의 보상을 받게 된다. 강하고 질병없는 멋진 내몸에 더하여 질병과 죽음에 대한 불안감이 사라지고 병원을 방문하는 횟수가 줄어들며, 복용하는 약물의 양과 횟수가 감소하여 자신의 몸과 삶에 대한 자신감을 체험하게 될 것이다.

　이 책을 준비하면서 가장 감사 드리고 싶은 사람은 필자를 지난 25년간 믿고 찾아 준 환자들이다. 그들은 내가 교과서나 의학 서적에서 배우지 못한 모든 것을 가르쳐주었으며, 나의 진료가 변화하는 과정에서 겪었던 시행착오를 인내해준 고마운 사람들이다. 필자가 몸담고 있는 서울대학교병원 가정의학과 건강증진센터 가족 모두에게도 감사를 드린다. 그들과 함께 생활하면서 나눴던 대화와 토론은 이 책의 값진 밑거름이 되었다. 끝으로 항상 나를 내 모습 그대로 이해해주고 믿어주는 아내, 그리고 건강하고 바르게 자라주는 두 아들 현, 진에게도 감사한다. 그들은 내게 늘 큰 힘이 되어주었다.

낙산을 거닐면서

유 태 우

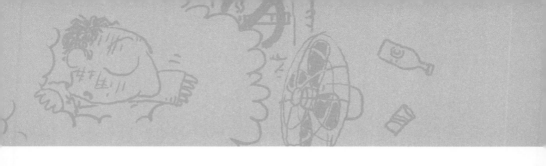

한가해질 때나 은퇴 후가 아닌 지금 당신의 몸을 개혁하라. '내몸개혁 6개월' 프로젝트는 자기 몸을 스스로 바꾸는 것에 큰 의의가 있으며, 의사는 각 개인에게 맞는 적합한 방법만 제공할 뿐이다. 만약 당신이 한 가지 방법에 실패하였더라도 실망할 필요는 없다. 6개월 안에 최대한의 성과를 낼 수 있는 방법은 여러 가지가 있기 때문이다. 단 6개월 이상 걸리는 사람들은 대개 성공하지 못한다.

당신의 몸을
개혁하라

1

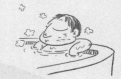

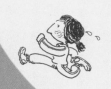

인생은 70대까지라는 고정관념을 깨라

A씨는 60세인 중견기업의 남자 임원이다. 고혈압·고지혈증 등의 만성질환으로 정기적으로 필자의 진료실을 찾는 환자다. 한번은 그에게 얼마나 오래 살고 싶으냐고 물어보았다. 그의 대답은 "앞으로 10년 정도 더 살면 되지 않겠어요. 그것으로 만족합니다"였다. 같은 질문에 어떤 40대 남자는 "짧고 굵게"라고 답하고, 어떤 50대 부인은 "애들 결혼만 시키면"이라고 대답한다. 모두 70대를 자신들이 죽게 되는 시기로 어림잡고 있는 것이다.

한국인 대부분이 70대에 죽는다는 사실은 이미 20~30년 전의 일이다. 한국인의 수명은 세계인과 함께 빠른 속도로 상승하고 있으며, 평균 수명도 거의 선진국 수준에 도달해 있다. 2004년 현재 한국인의 평균 수명은 77세 전후다. 이 평균 수명에는 어린 나이에 사망한 사람들까지 포함되어 있는 것을 감안하면, 50세를 넘긴 대부분 한국인의 기대수명은 80대 중반이고, 조금 노력하면 남자 90세, 여자 95세까지 살게 된다. 2010년이 되면 남자 95세, 여자 100세의 실현이 무난할 것으로 보이고, 2050년에 이르면 남녀 모두 150세까지 살 수 있을 것으로 미래학자들은 내다보고 있다. 대부분이 다 죽고 몇 사람만 오래 살 때 쓰이던 '장수'라는 용어는 더 이상 쓸모없는 말이 될 것이다. 대부분 오래 사는 것이 오히려 정상적인 현상이고 간혹 몇 사람이 일찍 죽는 경우를 '조기사망'이라는 용어로 표현하는 시대가 올 것이다.

사람들은 자신이 오래 살 것이라고 생각하면서도 병든 몸으로 고통과 의존 속에서 비참한 삶을 살게 될까봐 두려워한다. 그쯤 되면 자신의 생명이 저절로 끊길 것으로 기대하지만, 막상 그때가 되면 현실은 그렇지가 않다. 발달된 치료의학으로 병든 몸을 어느 정도 고쳐나갈 수 있기 때문이다.

인간의 거의 모든 기능은 40~45세를 정점으로 감소한다. 그 이후의 경로는 다음 그림 1-1과 같이 단순화하여 크게 두 가지로 나눌 수 있다. 하나는 실제로 죽지도 않으면서 많은 고통과 질병 속에 고생하

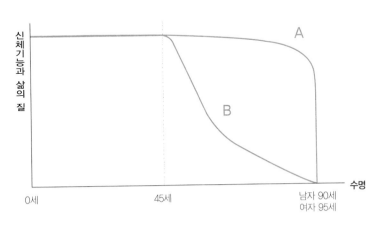

그림 1-1 | 신체 기능과 건강 수명

며 병원을 전전하는 삶이고(B), 다른 하나는 끝까지 건강하게 살다가 마지막에 짧은 운명기간을 갖는 삶이다(A).

둘 중 어느 길로 가느냐는 운명이 아닌 우리 스스로의 선택이다. 우리 부모가 ○○병으로 오래 못 사셨으니 나도 그럴 것이라고 단정짓는 것은 스스로 B 경로를 택하겠다는 것이나 다름없다. 유전은 우리의 운명을 결정하는 것이 아니라 우리가 선택할 수 있는 범위를 주는 것이기 때문에 얼마든지 극복 가능하다. 자동차도 잘 닦고 조이고 기름 치면 오래 쓰듯이 우리의 몸도 마찬가지다. 기계와 한 가지 다른 점은 사람은 자신의 몸이 최고였을 때만을 기억하는 경향이 있다는 것이다. 나이는 50대면서 30~40대의 체력과 기능을 가져야 한다고 착각하거나, 체력저하에서 오는 현상을 질병이 생겨서 일거라고 오해하는 사람들이 많다는 것이다. 더 심한 경우는 '체력과 외모가 이전만 못하다'거나 '이제 좋은 시절은 다갔다'고 자기비하와 우울증에 빠지는 사람들도 있다.

일찍 죽지 않고 병들지 않으려면 지난 과거에 매달리기보다는 앞으로 다가올, 자신이 맞게 될 미래를 준비해야 한다. 여태껏 건강했으니 앞으로도 괜찮을 것이라고 자만하지 말고 향후 일어나게 될 자신의 몸의 변화와 발생 가능성이 높은 질환에 대비를 해야 한다는 말이다. 그래서 건강전략이 필요하다. 20~30대에는 아무 걱정 없이 자신의 몸을 사용해서 일을 수행하면 됐지만, 40대 이후에는 일의 성취는 물론, 신체의 건강도 목표가 되어야 한다. 자신을 가장 잘 아는 주치의의 지도를 받아 암 조기진단, 만성질환 및 스트레스 관리, 운동·영양 등의 계획을 세워야 한다. 그리고 지금 당장 바꿔야 한다. '여태껏 이렇게 살았는데, 이제 와서 무엇을 고치랴', 시간도 많은데 '천천히 고치지'라고 생각하는 사람들은 A경로에서 점점 B경로로 빠져들고 있음을 알아야 한다. 건강에도 개혁적인 구조조정이 필요한 것이다.

대부분의 병은 스트레스가 일으킨다

생물의학이 주류를 이루는 현대의학에서 가장 잘 이해되지 않고, 더 나아가 크게 간과되고 있는 질환이 기능적 질환이다. 흔히 '신경성'이라 불리는 질환들인데, 놀라운 것은 대부분의 의사들이 기질적 질환의 상대개념이 기능적 질환이라고 생각하지 않는다는 것이며, 기능적 질환이 기질적 질환과 정신적 질환을 합친 것보다 더 흔하다는 사실을 모른다는 것이다. 기질적 질환과 기능적 질환을 합쳐서 신체적 질환이라고 한다면, 신체적 질환의 상대개념은 당연히 정신적 질환이다.

기질적 질환과 기능적 질환을 비교할 때 가장 큰 차이는 환자가 느끼는 증상과 치료경과이다. 일반인과 의사들이 기본적으로 인식하는 것과 달리, 기능적 질환을 앓는 환자들이 기질적 질환에 걸린 환자들보다 훨씬 더 심한 증상과 고통을 겪는다. 기능적 질환의 경우 증상의 심한 정도에 비해 의사가 대수롭지 않게 생각하면, 환자는 더욱 불안해지고 이 불안은 다시 증세를 가중시키는 악순환을 낳는다. 이러한 환자들은 당연히 자신의 고통과 불안감을 고쳐달라고 여러 병원을 전전할 수밖에 없다. 치료경과를 보면 급성간염·유방암 등의 기질적 질환은 질병의 경중에 따라 완치되거나 장애 또는 사망에 이르게 되는 반면, 기능성위장장애·긴장성두통 등의 기능적 질환은 치료에 따라 완치되거나 그렇지 않을 수도 있지만, 장애나 사망에까지 이르지는 않는다. 주된 진단과 치료방법도 기능적 질환의 경우에는 일반인에게 익숙한 각종 검사, 약, 수술 등이 아니라, 심리 및 행동진단, 스트레스 관리, 행동치료 등이다.

스트레스에 대한 신체반응을 살펴보는 방법으로 스트레스환이 있다. 그림 1-2에서 보듯 스트레스는 전형적인 악순환에 의해 심화된다. 즉, 스트레스에 대한 반응으로 불안이 발생하고, 불안은 신체적·정신적인 증상을 일으킨다. 이러한 증상을 경험한 사람은 공포감을 갖게 되고, 이 공포감은 다시 증상을 악화시켜 일의 능률과 자

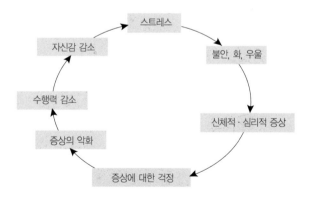

그림 1-2 | 스트레스환

신감을 감소시키며, 결국에는 최초의 스트레스에 덧붙여 새로운 스트레스가 심화되는 것이다.

스트레스가 지나칠 때의 초기 증세를 보면, 피로하고 불면증이 생기거나 잠을 자도 잔 것 같지가 않다. 몸의 여러 군데가 아프기 시작하고 조금만 움직여도 힘이 들어 쉽게 지친다. 사는 재미가 없어지고 우울해지며 불안을 느끼거나 하루하루가 견디기 힘들어진다. 이러한 상태를 과스트레스라 하며, 아직 질병으로 발전하기 전 상태다.

스트레스에 의한 질병 및 건강 상태는 크게 네 가지로 나누어볼 수 있다.

즉, 정신 · 신체적 질환(기능적 질환), 심리 질환, 행동적인 상태 변화, 인지력의 변화 등이다.

정신 · 신체적 질환은 신체의 질환이 증상으로 나타나지만 그 원인이 스트레스에 의한 것으로 '신경성'이라고 불리는 질환이다. 여기에는 긴장성두통, 편두통, 뒷목 및 등의 통증, 근육통, 전신통증, 고혈압, 뇌졸중, 부정맥, 협심증, 심근경색증, 호흡곤란, 흉부불쾌감, 천식의 악화, 식욕부진, 기능성위장장애, 과민성대장증후군, 소화성궤양, 빈뇨(오줌소태), 핍뇨, 성기능장애, 월경불순, 심한 생리통, 불임, 당뇨병, 갑상선질환, 비만증, 신경피부염, 원형탈모증, 여드름, 전신소양증, 다한증, 수족냉증, 안검연축(눈떨림), 이명증(귀울림), 말더듬증, 오래가는 감기, 구순염(헤르페스), 만성피로 및 무력증 등이 속한다. 이런 증세를 가진 사람들은 오랫동안 약물을 복용해도 잘 치료되지 않는 것이 보통인데, 그 이유는 병의 원인이 자기 내부에 있기 때문이다. 그 원인을 치료하지 않으면, 밑 빠진 독에 물

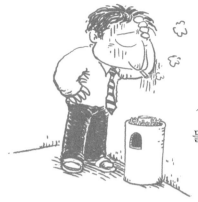

붓기가 된다.

심리 질환의 경우 긴장상태가 계속되면서 불안증·불면증·우울증 같은 질환이 생길 수 있다. 그리고 알코올·카페인·약물·담배에 중독되어 헤어나지 못하기도 한다. 그리고 사고가 자주 발생하고 대인관계에 장애가 있으며 심하면 폭력 및 자살에 이른다. 한편, 과도한 스트레스는 급성 스트레스반응과 외상 후 스트레스증후군을 일으키기도 한다.

행동의 변화로는 무기력해져서 활동력이 저하되고, 조금만 어려운 상황에 부닥쳐도 회피하려고 한다. 이같이 같은 신경질적인 습관이 나타나기도 하며, 폭식·금식·편식 같은 식습관의 변화가 생기기도 한다. 스트레스를 많이 받은 상황에서는 집중력·판단력·기억력이 감소하여 일 수행 능력이 떨어지는 인지력의 변화가 일어난다.

어린이와 청소년은 스트레스를 말로 표현하지 못하는 경우가 흔하여, 바람직하지 못한 방법으로 스트레스를 해소하려고 한다. 또한 이런 청소년들의 스트레스는 어른들의 눈에는 별것 아닌 것처럼 보이는 경우가 흔하다. 스트레스에 의한 이들의 행동변화 및 장애는 약물 복용, 지나친 음주, 가출, 공격성, 활동항진, 비순응 등의 형태로 나타난다.

비만과 운동부족이 암을 일으킨다

B씨는 60대 초반의 활동이 왕성한 직장인이다. 평소에 아파본 적이 없고 체력도 좋은 편이다. 담배는 대학생 때만 피우고 끊었지만, 술은 종종 하는 편이다. 운동은 주말에 치는 골프 외에는 특별히 따로 하는 것이 없고, 스스로도 비만이 문제라고 생각하지만 왕성한 식욕과 맛있는 음식의 유혹을 견디기 어렵다고 한다.

그러나 올해에 처음으로 받은 대장검사에서 2cm 크기의 대장암이 S결장 부위에서 발견되었다.

한국인의 경우 74세까지 사는 동안 남자는 대략 30%, 여자는 20%에서 암이 발생한다. 즉, 일생 동안 남자는 3~4명 중 1명, 여자는 5명 중 1명 꼴로 암 진단을 받게 되는 것이다. 한국인 남자에게 가장 많이 발생하는 암은 위암 · 폐암 · 간암 · 대장암의 순이고, 여자는 위암 · 유방암 · 자궁암 · 대장암 · 폐암 · 간암의 순이다(그림 1-3 참조). 이 중 위암 · 간암 · 자궁암 등은 줄어들고 있는 반면, 폐암 · 대장암 · 유방암 등은 증가하고 있다. 위암의 감소는 젓갈 등의 짠 음식과 타거나 뜨거운 음식 섭취가 줄어들었기 때문이고, 간암의 감소는 B형 및 C형 간염바이러스 감염률이 저하되었기 때문이다. 자궁암 사망의 감소는 발병 원인의 감소라기보다는 조기진단과 조기치료에 의한 것으로 보인다. 폐암의 80~90%는 장기 흡연이 원인이기 때문에 일시적으로 흡연율이 준다고 하더라도 폐암 발생은 당분간 증가할 것으로 예측된다.

문제는 앞으로 발생이 증가하게 될 대장암 · 유방암 · 식도암 · 신

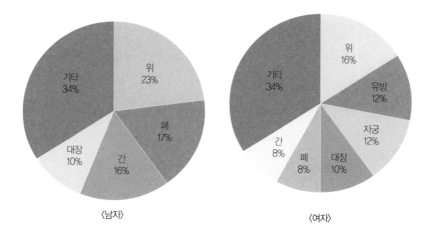

〈남자〉 〈여자〉

그림 1-3 | 한국인의 암 발생

장암이다. 이들 암의 공통점은 어떤 특정 발암물질이나 유전 또는 감염이 아니라, 바로 과식·비만·운동부족 때문에 생긴다는 것이다. 칼로리 섭취가 많아지는 우리의 식생활과 운동부족 등의 신체활동 저하는 또 다른 만성질환인 당뇨병·심장병 등과 함께 새로운 암의 발생을 증가시킨다.

　사람들은 암을 예방하기 위해 항암 효과가 있다는 녹차, 상황버섯차 등을 찾아 마시며, 발암물질이 함유되어 있다고 하면 기겁을 하고 먹지 않는다. 그러나 이러한 특정한 물질의 항암 또는 발암 효과는 대부분 동물실험에서 나타난 것이어서 사람에게 적용되었을 때 과연 같은 효과가 있는지에 대해서는 아직 입증된 바가 없다. 반면 체중조절과 운동량의 증가는 사람을 대상으로 한 연구에서 암예방

효과가 확실히 입증되었다.

암예방 건강식품 광고에 빠지지 않고 등장하는 것이 비만이거나 신체활동이 적은 사람들의 건강상 약점을 지적하는 장면이다. 사람들이 그 광고 전략대로 건강식품을 섭취하면서 위안을 삼는다면, 확실한 효과가 있는 방법을 제쳐두고 약에만 의존하는 좋지 않은 결과를 가져올 수 있다. 그것이 바로 진짜 해로움이다. 암은 더 이상 사형선고가 아니다. 입증된 암 예방법과 암 조기진단을 철저히 실행하면 아무리 최근 증가 추세에 있는 암일지라도 안 걸리거나 완치할 수 있다.

인슐린 저항성이 몰려온다

C씨는 45세 된 직장인이다. 약 10년 전부터의 건강기록을 가지고 필자의 진료실을 방문한 것이 1년 전이었다. C씨는 35세경 체중 · 혈압 · 혈당 · 콜레스테롤이 모두 정상이었지만, 이후 서서히 체중이 늘면서 배가 나오는가 싶더니 2~3년 만에 한 가지씩 성인병이 생기기 시작했다. 처음에는 고혈압, 그 다음에는 콜레스테롤 증가, 급기야는 당뇨병까지 생겼고, 혈중의 요산치도 높아졌다. 각각에 대해 약물치료를 받고 있어서 방문 당시 하루에 복용하는 약이 총 열두 알에 이르렀다.

복부비만 · 당뇨병 · 고혈압 · 고지혈증 등은 같은 원인에서 비롯된다. 이 만성질환들은 하나가 있으면 흔히 다른 것도 같이 있거나, 없더라도 곧이어서 발생한다. 이전에는 따로따로 발생하는 것으로 생각되었던 이 질환들은 사실 같은 원인을 가지고 있기 때문에 한 사람에게 한꺼번에 나타나게 되는 것이다. 통풍을 일으키는 고요산증이나 동맥경화, 50대 이후의 남성에게 나타나는 전립선비대증도 이제는 같은 원인으로 밝혀져 있어 이 질환들과 함께 발생한다. 이 만성질환들은 결국에 가서는 심장병과 뇌졸중을 일으키게 된다.

한꺼번에 발생하는 만성질환의 공통적인 원인은 바로 인슐린 저항성이다. 인슐린은 췌장 내의 베타세포라는 곳에서 분비되어, 혈중의 포도당을 간이나 근육 등 각 조직에서 사용하거나 저장하게 하는 역할을 한다. 이러한 역할은 인슐린 분비가 클수록 더 강하게 일어나는데, 인슐린 저항성이란 혈중에 인슐린이 많이 있는데도 불구하고 포도당이 사용되지 않고, 몸에, 특히 복부 내에 지방으로 축적되는 현상을 말한다. 즉, 인슐린이 부족한 것이 아니라 인슐린의 기능이 떨어져 포도당을 효율적으로 사용하지 못하는 것이다.

인슐린 저항성은 혈액 중의 인슐린을 측정하거나 혈당 · 혈중의 지방산 등을 측정해서 계산할 수 있는 지표들로 진단할 수 있다. 앞에서 열거한 만성질환이 이미 발병했을 때는 물론 인슐린 저항성이 나타나지만 이 질환들이 출현하기 전에 먼저 나타날 수도 있다. 조기진단, 조기치료가 가능하다는 것이다.

인슐린 저항성의 주된 원인은 운동부족과 체중증가다. 유전, 태아 때의 영양결핍, 약물, 노화 등도 원인이 될 수 있으나, 주된 원인은 칼로리 섭취는 많고 운동량(또는 활동량)이 적어서 생기는 비만이다. 그 중에서도 복부비만과의 관련성이 제일 높다. 체중이 정상인데도 배가 나온 사람들은 증세가 없더라도 미리 혈액검사를 해보거나 위의 만성질환이 있는지를 확인해야 한다. 복부비만은 허리둘레를 재는 것으로 쉽게 진단할 수 있는데, 남자 35인치(90cm), 여자 31인치(80cm) 이상을 말하며, 컴퓨터 촬영을 하면 더 정확하게 알 수 있다. 인슐린 저항성과 체중증가는 서양인보다 동양인에게 더 큰 문제가 된다. 적은 수치의 체중증가라 하더라도 동양인에게는 크게 영향을 미쳐 위의 만성질환이 더 흔하게 발생한다. 한국인에게 체중증가와 함께 당뇨가 증가하고 있는 것이 그 증거다.

인슐린 저항성의 치료야말로 만성질환의 근본치료가 된다. 체중을 단순히 5~10% 감량하는 것이 아니라 자신의 몸에 적당한 정상체중으로 만들고 운동량과 활동량을 늘리는 것이 가장 좋은 원인치료 방법이다. 조기에 인슐린의 효율성을 높이는 약물요법을 시행하는 것도 한 가지 방법이 될 수는 있으나 운동과 체중조절보다는 효과적이지 못하다. C씨의 치료과정을 보면 약물요법과 운동, 식이요법을 통해 1년에 걸쳐 무려 15kg의 체중 감량에 성공했다. 식사량이 이전의 거의 절반 수준인데도 생활에 아무 지장이 없으며, 운동은 매일 하는데, 주 3일은 등산, 다른 3일은 수영 또는 자전거타기를 번갈아 한다. 현재는 신장 174cm, 체중 68kg을 유지하고 있다. 복용하는 약도 당뇨약 하루 한 알에 불과하고 나머지 증상은 약을 먹지 않고도 잘 조절되고 있다. 이전보다 몸이 훨씬 가볍게 느껴지는 것은 물론 활력도 되살아났고, 무엇보다 좋은 것은 검사 덜 받고 약도 덜 먹으며 병원에 덜 오게 된 것이다.

여섯 가지만 고치면 다 고친다

많은 사람들이 자신이 병에 걸린 원인을 유전이나 체질 또는 불충분한 영양섭취, 나쁜 환경 탓으로 돌린다. 물론 유전이나 환경이 일정부분 원인이 되기도 하지만, 사람들을 늙고 병들게 하는 것은 크게 다음 여섯 가지다. 즉, 몸의 예민함, 음주, 운동부족, 흡연, 비만, 약물의존이다. 여섯 가지를 모두 가지고 있는 사람들은 암 · 당뇨병 · 고혈압 · 뇌졸중 등 만성질환에 잘 걸리고, 노화가 빨리 진행된다. 또한 감기 등의 급성질환에도 쉽게 걸리며, 사고가 잘 나고, 작은 사고에도 크게 다친다. 내몸개혁은 바로 이 여섯 가지를 바꾸는 것이다.

첫째, 둔감해져라. 민감한 사람은 쉽게 흥분한다. 일이 완벽하게 이루어지지 않거나 시간 안에 끝내지 못하면 몸 속에서 스트레스 반응이 진행된다. 기다리는 것을 못 참는다든가 별것 아닌 내기에도 반드시 이겨야 한다는 강박관념이 이런 반응을 일으킨다. 여성들에게는 특히 할 말을 못하고 살거나 지저분한 것을 못 참는 성격이 흔히 스트레스를 일으키며, 쉽게 충격을 받는 것도 예민함의 증거다. 혈압계 앞에만 서면 혈압이 올라가는 사람, 특정한 상황에서 자신의 몸이 걷잡을 수 없게 반응하는 사람들이 모두 예민한 사람들이다. 아무리 체질이 예민한 사람들이라도 몸을 둔감하게 바꿀 수 있다. 3개월 동안만 자신의 몸이 예민해지는 상황이 닥치면 지금까지 하던 행동과는 반대로 하는 연습을 해보라. 예를 들면, 지하철을 기다리다가 조급한 마음이 들면 일부러 그 지하철을 타지 않는 것이다. 또한 약속 시간에 늦는 것 때문에 신경이 곤두서면 일부러 15분 늦게 나가 무안함도 당해본다. 그렇게 하다보면 어느새 둔감해진 자신을 발견하게 될 것이다.

둘째, 음주를 지배하라. 한국인에게 술은 비만·당뇨·고혈압·뇌졸중 및 각종 암의 원인이 된다. 그러나 사회생활에서 술을 중요한 매개체로 사용해온 사람들은 술을 멀리하면 사회적 능력이 떨어지는 곤란을 겪게 된다. 그 동안 일주일에 소주 두 병 반 이상에 해당되는 음주를 해왔던 사람들은 적어도 6개월 동안 술을 완전히 끊어야 간을 비롯한 몸의 기능이 정상으로 되돌아온다. 이후부터는 일주일에 소주 한 병 정도까지의 술을 즐길 수 있게 된다. 6개월 동안 금주하면 술이 좋아서 만났던 술친구들은 대부분 떨어져나가거나 술이 없어도 만날 수 있는 새로운 친구관계를 정립하게 된다. 업무상 이뤄지는 비즈니스 미팅도 해결하기가 쉬운데, 저녁모임은 되도록 아침이나 중식모임으로 바꾸려고 시도해보라. 의외로 이런 변화를 환영하는 사람들이 싫어하는 사람보다 훨씬 더 많음을 금방 깨닫게 된다.

셋째, 숨찬 운동을 하라. 규칙적인 운동이 어려우면 엘리베이터, 에스컬레이터만 안 타도 하루의 필요 활동량을 채울 수 있다. 운동 효과를 낼 수 있다는 약이나 건강식품, 가만히 있어도 운동이 된다는 수동적 운동기구들은 전혀 도움이 되지 않는다. 하루 세 끼를 먹기 위해서 음식점을 찾아다니는 수고를 하는 것처럼 운동도 밥 먹듯이 매일 하려고 해야 한다. 청년 시절에는 일주일에 한 번 주말에 하는 등산이 체력을 유지시켜주었지만, 40세가 넘으면 매일 30분씩 운동을 하지 않으면 체력유지가 어려워진다. 40대 이후 운동을 할 때 유의할 사항은 과로한 상태에서 운동을 하면 운동이 아니라 또하나의 체력소모가 된다는 것과, 퇴행성관절염이 진행되지 않도록 체중을 싣지 않고 하는 운동인 물속 운동, 자전거타기 등을 적절히 섞어서 해야 한다는 것이다.

넷째, 담배를 끊어라. 담배는 어떠한 이유로도 정당화될 수 없다. 스스로 끊지 못한다면 의사의 도움을 받아서라도 끊어야 한다. 다행히 요즈음 나와 있는 약물요법들은 본인의 노력을 그다지 요구하지 않는다. 담배는 스스로 끊어야 한다고 고집하면서도 실제로는 끊지 못하는 사람들이나 담배를 끊는 스트레스가 피워서 얻는 해보다 더 크다고 주장하는 사람들은 모두 과거에 알게 모르게 금연에 실패한 사람들이다. 그때 경험했던 고통이 너무 컸기 때문에 어느덧 담배는

표 1-1 | 신장에 따른 정상체중

신장(cm)	정상체중(kg)	신장(cm)	정상체중(kg)
150	47	170	61
155	50	175	64
160	54	180	68
165	57	185	72

나의 일부라고 여기며 금연을 포기하고 있는 것이다. 담배를 오래 피운 사람일수록 그것을 몸에서 완전히 빼내는 데에는 시간이 그만큼 더 걸린다. 한두 달 정도만 담배끊기에 투자해도 건강상으로는 무조건 남는 장사다.

다섯째, 정상체중을 유지하라. 나이에 따라 정해지는 체중이 있는 것으로 잘못 알고 있지만 그것은 정상체중이 아니다. 표 1-1에서처럼 청년 시절의 체중이 정상체중이다. 나이에 따라 살이 찌는 것은 자연현상이 아니라 몸 관리를 태만히 해서 오는 현상이다. 건강에 가장 이상적인 체중이 바로 이 정상체중이므로 비만자나 저체중자 모두 정상체중이 되도록 노력해야 한다. 비만자의 체중감량은 3개월에 5kg 정도의 속도가 적절하고, 저체중자의 체중증량은 6개월에 5kg 정도의 속도가 알맞다. 특히, 고혈압·당뇨병·고지혈증·퇴행성관절염이 있는 사람들은 적극적으로 정상체중이 되도록 노력해야 한다.

여섯째, 약에 대한 의존성을 줄여라. 흔히 복용하는 약으로는 소화제·변비약·수면제·진통제 등 겉으로 드러나는 병의 증세만을 완화하거나 치료하는 대증약이 있고, 거의 평생을 복용해야 하는 만성질환약이 있다. 위에서 열거한 다섯 가지를 실천하면 당연히 몸이 건강해지고 신체의 각 기능들이 좋아져서 더 이상의 대증약이 필요 없게 된다. 또한 만성질환의 대부분이 회복되어 혈압약·콜레스테롤약·당뇨약 등을 줄이거나 끊을 수 있게 된다. 여기서 주의할 점은 몸을 고친 다음에 약을 줄여가는 것이 올바른 순서이지, 약을 먼저 끊고 몸을 바꾸려는 것은 잘못된 순서라는 것이다. 약을 바로 끊

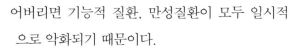

어버리면 기능적 질환, 만성질환이 모두 일시적으로 악화되기 때문이다.

흔히 얘기하는 몸에 좋고 건강에 좋다는 치료법들을 곰곰이 따져보라. 내몸을 근본적으로 고치기보다는 잘못된 몸은 그대로 두고 그 결과인 증세나 합병증만을 고치겠다는 것이 대부분이다. 내몸을 근본적으로 고치면 이런 치료법들이 전혀 필요 없게 된다.

6개월에 내몸을 개혁하라

D씨는 60세로 중견기업의 남자 임원이다. 필자의 진료실을 방문했을 때, 비만·당뇨병·고혈압·고지혈증 등의 만성질환을 가지고 있었고, 이 질환들에 대해 하루 열두 알의 약물을 복용하고 있었다. 그 동안 나름대로 소위 좋다는 것은 다 먹어보고 해보았지만, 그래도 자신의 몸에 대해서 자신이 없었다. D씨는 내몸개혁 6개월 프로그램을 선택했고, 6개월 후의 성과는 체중감량 10kg, 만성질환 약은 당뇨약 두 알을 제외하고 다 줄일 수 있었다. D씨는 무엇보다도 자신의 몸에 대한 자신감을 갖게 된 것이 가장 큰 수확이라고 얘기한다.

내몸개혁 6개월 프로그램은 그림 1-4와 같은 과정으로 이루어진다. 즉, 첫달에는 내몸의 예민성을 지배하는 훈련, 금주 그리고 운동을 시작한다. 둘째 달부터는 2개월에 걸쳐 담배끊기를 성취하며, 3

개월부터는 체중조절을 시작하는데 보통 3개월에 5kg을 감량한다. 내몸의 예민성이 지배되면, 1개월 후부터는 증세만 고치는 약물, 즉 위장약·변비약·수면제·진통제 등을 줄이게 되고, 체중을 줄이는 4개월부터는 고혈압·고지혈증·당뇨약 등 만성질환에 대한 약물을 줄일 수 있게 된다. 여기서 술, 담배를 하지 않는 사람은 그 과정이 생략되기 때문에 그만큼 더 많은 것을 성취하게 된다. 체중감량을 완전히 이룬 뒤에 얻는 가장 큰 성과는 외모가 5~10년 젊어 보이고 체력이 향상되는 것이다. 내몸개혁 프로그램을 꾸준히 실천하는 60~70대는 40~50대처럼 생활할 수 있고, 80대는 60대 같은 체력을 가질 수 있다.

내몸개혁 6개월 프로그램은 기본적으로 본인 스스로 바꾸는 것이

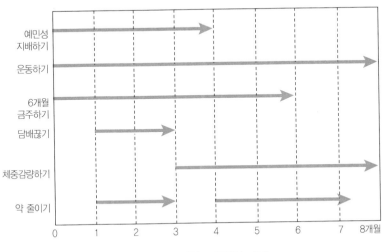

그림 1-4 | 내몸개혁 6개월의 과정

고, 의사인 내 역할은 이를 가능하게 하는 방법을 각 개인에게 최적화해서 제공하는 것이다. 환자가 한 가지 방법에 실패하더라도 실망할 필요가 없다. 그가 6개월 안에 최대한의 성과를 낼 수 있도록 하는 방법은 여러 가지가 있기 때문이다. 인지행동치료, 영양치료, 약물 및 호르몬치료, 운동치료 등이 주된 치료법이고, 각 방법에서도 여러 선택사항이 있다. 모든 사물의 이치가 그렇듯이 내몸개혁 6개월 프로그램에도 적절한 시기가 있다. 그것은 한가해질 때나 은퇴 후가 아닌 바로 '지금'이라는 것이다. 늦으면 늦을수록 내몸은 자꾸 변해가고, 되돌릴 수 있는 가능성은 그만큼 적어진다. 6개월이라는 한정된 시간도 중요하다. 내몸개혁에 6개월 이상 걸리는 사람들은 대개 잘 성공하지 못한다

그 동안 이 프로그램을 거쳐간 사람들의 가장 큰 어려움은 '여태껏 이렇게 살았는데 이제 와서 뭘 고쳐? 오히려 건강에 나쁠 거야'라는 자기합리화를 극복하는 것이었다. 이러한 합리화는 사실 스스로의 몸을 바꾸려고 시도했지만 실패했던 과거의 경험에서 비롯된 경우가 많다. 두 번째 어려움은 내몸개혁을 실천하는 6개월 동안 좀 고생스럽더라도 포기하지 말고 꾸준히 해야 한다는 점이다. 그 동안 일에 투자했던 시간과 에너지의 20%만이라도 이 프로그램에 할애해 보라. 이 정도 투자한 사람들은 거의 100% 자신이 원하는 몸을 가질 수 있었다. 세 번째 어려움은 주위의 만류를 이겨내는 일이다. 이는

특히 체중감량을 하는 동안 일시적으로 기운이 달리고 얼굴이 수척해지는 현상 때문인데, 이렇게 일보 후퇴한 사람들은 이보 전진할 만반의 준비를 하게 되는 것이다.

내몸개혁 6개월 프로그램은 자신의 생각대로 몸이 따라주지 못하거나, 내몸이 바뀌었으면 하는 마음이 있지만 실천하지 못하는 사람들, 고혈압·고지혈증·당뇨병 등 만성질환을 약물 없이 고치기를 원하는 사람들에게 적합하다. 20명 정도가 같이 시작해서 같이 끝나는 그룹프로그램이 운영되고 있으며 각 개인에게 맞추는 개인프로그램도 있다. 시작할 때 개인의 건강상태를 검사하고 끝날 때도 역시 다시 검사하여 그 변화를 스스로 볼 수 있게 한다. 내몸개혁을 성공한 삶과 치료를 받는 삶을 비교하면 표 1-2와 같다.

표 1-2 | 치료를 받는 삶과 내몸개혁을 성공한 삶 비교

치료를 받는 삶	내몸개혁 후의 삶
병원 방문이 잦다	병원 방문이 드물다
병원 방문에 보내는 시간이 많다	여가활동에 더 많은 시간을 쓴다
증세에 대한 검사가 많다	정기적으로 조기진단 검사만 한다
복용하는 약물이 많다	복용하는 약물이 적다
대중약을 더 많이 복용한다	예방약을 주로 복용한다
대중매체 건강 프로그램을 자주 보면서도 불안해한다	건강 프로그램을 덜 보고, 보더라도 즐겁게 받아들인다
질병 위주의 건강 정보에 관심이 많다	예방 위주의 건강 정보에 관심이 많다
건강기능식품에 의존한다	균형식을 한다

피로하면 체력이 소진됐다는 신호다

E씨는 45세의 회사원으로 잦은 피로 때문에 병원을 찾아왔다. 그는 최근까지도 괜찮았는데 갑자기 피로 증상을 느낀다며 틀림없이 무슨 병이 생겼을 거라고 했다. 혹 간질환 · 당뇨병 · 갑상선질환 · 암 등이 없는가, 이도 저도 아니면 만성피로증후군이라는 미국식 문화병이 아닌가 진단받고 싶어했다. 그러나 검사 결과, 그는 어떤 신체질환도 없었다.

신체질환이 피로의 원인이 되는 경우는 매우 드물다. 피로의 가장 큰 원인은 자신의 체력과 일 사이에 균형이 깨졌기 때문이다. 인간의 몸은 35세 전후가 되면 그 기능을 서서히 소실하기 시작한다. 몸에는 이러한 변화가 이미 시작되었지만, 그것을 피로와 같은 증세로 느끼거나 그 변화를 감지하게 되는 것은 5~10년이 지난 40대부터다. 물론 일과 스트레스로 체력소모가 크면 클수록 이러한 증세의 발현도 빨라져서 30대에 시작되는 사람도 있다. 이렇듯 신체기능은 저하되는 반면 마음만은 아직도 젊었을 때 최고조의 체력에 맞추어져 있다. 여기서 문제가 시작된다. 첫 단계로, 자신의 몸이 마음먹은 대로 따라주지 않는 것이 나태함 때문이라 여기고 더욱더 일에 매달리고 안간힘을 쓰게 된다. 그러면 어느 정도 효과가 있고 며칠에서 몇 주까지는 버티지만, 사실 이 기간 동안 체력은 더 소진되어 다음 단계를 예비하게 된다. 다음 단계는 바로 증세가 나타나는 단계로서 피로와 체력저하는 물론 두통 · 전신통 · 불면증 · 기억력 감퇴 등의 증세를 일으키게 된다.

엄밀하게 말하면 이러한 증세들은 신체가 보내는 신호다. '체력이 소진되었으니 관심을 가져달라'고 외치는 것이다. 이렇게 저하된 체력이 회복되려면 몇 개월 동안 충분한 휴식을 취하면서 느긋하게 기다려야 한다. 그러나 조급한 마음에 얼마 쉬어보고 체력이 회복되지 않으면 틀림없이 병에 걸렸을 거라는 불안감에 휩싸이게 된다. 이러한 불안은 그 자체가 다시 체력을 약화시키고 증세를 악화시키는 악순환을 불러온다. 물론 병원에 와서 숨겨져 있는 병은 없는지 확인하는 절차는 필요하다. 이미 언급했듯이 병이 전혀 없는 경우가 대부분이고, 병이 있다고 하더라고 초기 암이나 당뇨병, 고혈압 같은 만성질환은 아니다. 그런 병들은 증세가 없기 때문에 피로나 체력저하의 원인이 되지 않는다. 간질환도 마찬가지다. 흔히 간이 나빠지면 피로를 느끼는 것으로 알고 있지만, 사실은 그 반대로 자신을 피로하게 만들기 때문에 간이 나빠지는 것이다.

우리나라 사람들이 피로나 체력저하를 느낄 때 흔히 생각하는 원인은 '제대로 못 먹어서' 또는 '보약이 부족해서'다. 그래서 보약도 지어 먹어보고, 소위 몸에 좋다는 보양식도 자주 먹는다. 특별한 보약이나 보양식을 먹을 수 없는 경우는 늘 먹는 음식을 더 많이, 더 자주 먹음으로써 해결하려 하거나 영양제나 건강보조식품에 솔깃해지기도 한다. 그러나 어느 경우이든 결과는 정반대로 나타난다. 처음에는 반짝하는 것 같아도 시간이 갈수록 아무 효과가 없고 오히려 살만 찌게 된다. 잘 먹는 것으로 건강을 되찾겠다는 생각은 과거 먹을 것이 없어서 굶주렸던 시절에나 통했지, 영양과잉에 의한 비만과 활동부족에 시달리는 현대인들에게는 오히려 역효과를 가져온다.

영양결핍의 시대는 이미 지난 지 오래다.

체력저하를 회복하려면 신체가 보내는 신호대로 회복과 증진에 힘을 써야 하는데, 보통 3~6개월이 걸린다. 이 기간에는 한마디로 '몸이 시키는 대로' 하는 것이 중요하다. 몸이 휴식을 원하면 쉬고, 수면을 원하면 자야 한다.

더 나아가 잠자리에 들었을 때 몸에 아직 10%의 에너지가 남아있을 정도로 하루를 보내는 것이 피로를 근본적으로 해결하는 지름길이다. 숨찬 운동(유산소 운동)이 도움이 되지만 쉬어야 할 몸이 운동을 하면 오히려 또 하나의 일이 된다. 운동은 일을 줄이고 하든가, 충분히 휴식한 다음 체력이 허용할 때 시작하는 것이 좋다. 바쁜 현대 생활에 이것이 어떻게 가능하냐고 반문하는 사람들은 훗날 이보다 더 많은 시간을 병원에서 검사 받거나 치료 받으면서 쓰게 된다는 사실을 간과하는 것이다.

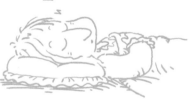

내몸개혁은 휴식부터 시작해라

내몸개혁이란 기존의 몸을 뒤흔들어 새롭고 강한 몸을 만드는 것이다. 우리는 약이나 건강식품, 특별한 치료법이 자신의 몸을 강하게 만들어줄 것이기 때문에 자신은 가만히 있어도 될 것이라는 믿음을 오랫동안 키워왔다. 자신의 몸을 바꾸지 않고도 건강해질 수 있다면 이보다 더 달콤한 유혹은 없을 것이다. 예를 들어, 흡연자들에게 담배를 피우면서도 그 위해를 없앨 수 있는 방법이 있다면 그보다 더 좋을 수는 없을 것이다. 그러나 그것은 환상에 불과하다는 사실이 반복해서 증명되고 있다. 자신의 몸을 바꾸지 않고 하는 치료법은 물론이고 몸만 편안하게 해주는 대부분의 치료법은 몸을 진정으로 강하게 만들지는 못한다.

현대인의 대부분은 과로를 한다. 과로는 세 가지 경우가 있는데, 첫째, 본인이 신체적·정신적 과로 상태인 줄 알고 있지만 어쩔 수 없이 지속하는 경우로, 이때 당사자는 항상 피로를 느낀다. 이 경우에는 원인이 되는 상황이 호전되면 피로는 풀린다. 둘째, 현실적으로는 신체적·정신적 과로 상태지만 스스로는 그렇지 않다고 생각하는 경우로, 본인은 피로를 못 느끼지만 몸은 한계 상황에 이르러 있다. 이러한 상황이 지속되면 몸은 예기치 못한 증상을 일으키거나 돌발적인 질병을 일으킨다. 셋째, 신체적·정신적으로 허약해 보통의 일상생활도 수행하기가 힘든 경우로 항상 피로를 느끼며, 이러한 피로에서 벗어나 일상생활을 꾸려나가도록 하는 것 자체가 내몸개혁이 된다.

피로는 신체적 피로와 정신적 피로로 나눌 수 있는데, 표 1-3과 같이 대비된다. 많은 사람들은 신체적 피로만 피로라고 생각하지만, 그렇기 때문에 피로에 적절히 대처하지 못하는 것이다. 몸이 피곤한데도 잠이 오지 않는 경우, 그것이 바로 정신적 피로 상태다. 신체적

표 1-3 | 신체적 피로와 정신적 피로 비교

신체적 피로	정신적 피로
육체적 활동에 의해 초래	정신적 또는 감정적 활동에 의해 초래
근육의 이완	근육의 긴장
유쾌한 정서상태	불안한 정서상태
잠들기 쉽다	잠들기 어렵다

피로는 단순히 몸을 쉬게 하면 바로 회복되지만 정신적 피로는 수동적인 휴식만으로는 풀리지 않는다. 몸이 긴장하고 있기 때문에 적극적이고 능동적인 휴식만이 피로에서 벗어날 수 있는 길이다.

능동적 휴식은 '휴식도 계획하고 준비하라'는 말로 요약될 수 있는데, 남는 시간에 휴식하는 것이 아니라 밥을 제시간에 먹듯이 휴식 시간도 규칙적으로 가지라는 의미다. 이런 사람들에게는 하루 30분 이상씩 휴식 그 자체만을 위한 휴식권장량이 필요하다. 이 시간 동안에는 직장일도, 가정일도 다 벗어버리고 자신의 육체적·정신적 필요에 대해서만 생각하면서 보내는 것이 좋다. 더 바람직한 것은 무념무상, 아무것도 생각하지 않고 보내는 것이다. 이런 시간을 규칙적으로 갖게 되면 정신적인 피로 회복은 물론, 분주했던 자신을 되돌아보면서 사고의 전환을 가져오는 계기가 되기도 한다.

우리의 몸을 개혁하려면 에너지가 필요하다. 자신의 몸을 개혁하려는 사람들에게 하루 자신의 일에 투자하는 시간과 에너지 중에서 20%를 떼어내 자신의 몸을 바꾸는 데 쓸 것을 권장한다. 직장일과 가정일을 합쳐 하루 열 시간 일할 경우라면 하루 두 시간 정도에 해당된다. 이 두 시간 중 한 시간은 휴식하는 데 사용하고, 나머지 한 시간 중 30분은 운동하는 데, 30분은 운동을 위한 이동이나 준비에 사용하면 된다. 물론 내몸개혁을 완성한 후 이 두 시간은 그 이상으로 보상을 받게 된다.

'내몸개혁 6개월' 프로젝트는 우리 몸을 약하게 하는 여섯 가지 요소를 지금부터 6개월 사이에 개혁시켜 '강하고 질병없는 멋진 내몸 만들기'를 실천하게 한다. 즉 첫달에는 내몸의 예민성을 지배하는 훈련, 금주 6개월, 그리고 운동을 시작한다. 둘째 달부터는 2개월에 걸쳐 금연을 성취하며, 3개월 후부터는 체중조절을 시작하는데 보통 3개월에 5kg을 감량한다. 1개월 후부터는 증세만 고치는 약물, 즉 위장약 · 변비약 · 수면제 · 진통제 등을 줄이게 된다. 체중을 줄이는 4개월부터는 고혈압 · 고지혈증 · 당뇨약 등 만성질환에 대한 약물을 줄일 수 있게 된다.

'내몸개혁 6개월' 프로젝트

2

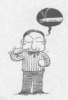

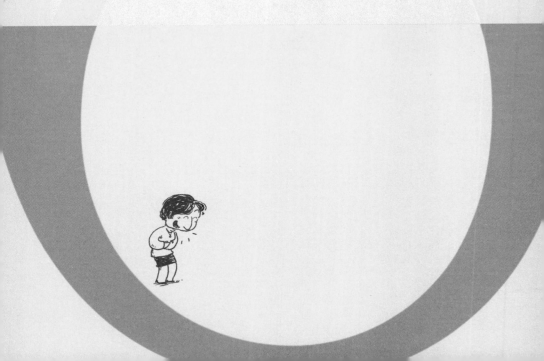

내몸의 예민성을 지배하라

한국인의 몸은 예민하다
건강염려증도 병이다
공포를 즐겨라
시간지배형이 되라
남초보다는 잡초가 되라
기억하려면 잊어버려라
불면증을 고치려면 잠을 자지 말라
근육을 뭉치지 말라
하루 10번 크게 웃어라

음주를 지배하라

술과 건강
술이 일으키는 신체적 위해
술이 일으키는 정신적 위해
술을 마시는 한국인은 모두 위험음주이다
6개월간 금주하라

운동을 지배하라

조금만 운동해도 많이 운동하는 것이다
요가로 시작했으면 숨찬 운동으로 전환해라
체중을 싣지 않는 운동을 해라
허리가 아파도 운동을 해라
여행 시에도, 겨울에도 똑같이 운동해라
반신욕 1개월 후에는 운동으로 바꿔라
운동만으로는 살을 뺄 수 없다

내몸의 예민성을 지배하라

한국인의 몸은 예민하다

필자는 5년간 미국에서 의사로 있으면서 많은 미국인들을 진료해본 경험이 있다. 그 경험을 통해 미국 사람도 한국 사람 못지않게 많은 스트레스를 가지고 산다는 사실을 알았다. 스트레스의 내용은 다를지 몰라도 그 양과 강도는 거의 비슷했다. 그러나 필자가 발견한 것은 그 대응 방식에서 한국인과 서양인이 많이 다르다는 사실이었다.

한국인을 포함한 동양인은 관계를 중시하며 정서적인 면이 강하다. 반면 서양인은 개인 중심적이며 감정보다는 이성적인 면이 강하다. 한국인은 스트레스를 받으면 그것을 몸 안으로 삼켜 주로 신체 증세를 일으키거나 불안·화병·한 등의 정신 증세를 일으키는 반면, 미국인을 포함한 서양인은 주로 우울증 등의 정신 증세를 일으키거나 외부로 표출하여 분노 · 적대감 등을 나타내고 폭력적으로 변한다. 심하면 성폭력 · 가정폭력 · 범죄 등으로 나타난다. 남을 잘 해치지 못하는 한국인은 반대로 술 · 담배 · 폭식 등 자기파괴적인 경향을 보인다. 스트레스를 안으로 삼키는 한국인에게는 고혈압 · 뇌졸중이 흔한 반면, 서양인에게는 심장병이 흔하다. 따라서 주된 치료법도 한국인은 대증약물치료나 인지행동치료지만, 서양인은 정신치료와 가족치료가 사용된다.

이러한 차이에서 보듯이 한국인의 스트레스는 신체 증상으로 나타난다. 이것이 바로 한국인의 몸이 쉽게 예민해지는 이유다. 마음으로는 올바른 생각을 하려고 하지만 예민한 몸은 내 맘대로 되지 않는다. 남자들의 예민함은 주로 직장 등 사회생활에서 나타난다. 즉, 일을 완벽하게 해내야 하고, 경쟁에서 지지 말아야 하며, 항상 '빨리빨리' 문제를 처리해야 한다. 또한 남에게 성실해야 하고 상대에게 피해를 주는 일은 조금도 해서는 안 된다. 어쩌다가 이러한 상황이 벌어지면 그렇게 각인되어 있는 남자의 몸은 예민해지고 불편해져 견디기 힘들어진다. 그 증상은 누구나 경험해 보았듯이 가슴이 두근거리고 뒷목이 뻣뻣해지는 것으로 나타난다. 보통 사람들은 이런 증상이 일어나지 않거나 일어나더라도 별로 불편을 느끼지 않는 반면, 몸이 예민해진 사람들은 큰 고통을 겪게 되고 다시는 그러한 상황에 빠지지 않겠다고 다짐하게 된다. 그러나 살다 보면 항상 정확하게 살 수만은 없는 법. 그래서 더 긴장하게 되고 더 예민해지는 악순환을 겪게 된다.

여자들은 자녀문제와 집안일에 예민해진다. 즉, 자신의 아이가 최고가 되어야 한다는 강박관념에 시달리거나 집안이 지저분한 것을 못 참는 것이다. 아이 문제에 관한 한 초연해지지 못해 하루 종일 아이에게 잔소리를 하거나 집안은 항상 깨끗해야 한다는 생각에 사로잡혀 잠자리에 들기 직전까지 쓸고 닦는다. 바로 이런 여성이 예민한 사람들이다.

위에서 보았듯이 음주와 흡연도 사실은 몸이 예민해진 증거다. 처음에는 다른 사람들과 어울리는 수단으로 시작했지만 몸에 익숙해진 후에는 담배를 피우지 않으면, 적당한 간격으로 술을 마시지 않으면 자신의 몸이 스트레스 반응을 일으키는 것이다.

뱀이나 바퀴벌레에 대한 공포도 마음의 작용이 아니라 몸의 예민함에서 기인하는 것이다. 바퀴벌레가 기어가는 장면이 눈에 들어와 우리의 대뇌에 이르게 되기까지 우리는 공포를 느끼지 않는다. 대뇌에 이른 장면으로 다시 우리 몸에 소름이 돋고 심장이 두근거리며 긴장 때문에 혈관이 솟구침을 느낄 때 비로소 우리는 공포를 느끼는 것이다.

이러한 예민함은 우리의 식습관에서도 나타난다. '잘 먹고 잘 살아야 한다'는 음식문화, 특정 음식이 건강·질병과 관련이 있다는 믿음, 음식의 맛과 사회성이 주는 보상과 배고픔의 고통이 주는 형벌 등이 "나는 한 끼만 굶어도 큰일나!"라는 몸의 예민함에 빠지게 한다. 기다리지 못하는 성격이나 강박적인 성격도 사실은 마음의 작용이 아닌 몸의 예민함에서 기인한다. 우리가 흔히 경험하는 신체적인 증상인 소화불량·변비·불면증·통증 등도 몸의 예민함에 의해서 강화된다. 같은 증세라 하더라도 예민한 사람이 느끼는 증상의 강도는 보통 사람들의 두세 배가 된다.

몸의 예민함은 훈련에 의해 얼마든지 둔감해질 수 있다. 흔히 타고난 체질이 그렇다든가, 성격이 그렇다고 말하지만 사실은 후천적으로 습득되어 몸이 조건화된 것이기 때문에 탈조건화라는 재학습에 의해서 충분히 바꿀 수 있는 것이다.

건강염려증도 병이다

한 30대 주부가 손바닥이 빨갛다며 자신이 간경화증이 있는지 검사해달라고 찾아왔다. 진찰한 결과 환자의 손바닥은 정상이었고 각종 검사에서도 간은 전혀 이상이 없는 것으로 판명되었다. 아무 이상이 없다는 설명에 이해할 수 없다는 표정을 짓고 돌아간 환자는 다음주에 다시 왔는데 자신은 꼭 간에 이상이 있고 손바닥이 남보다 붉은 것이 그 증거라고 다시 주장했다.

좀더 자세한 문진 결과, 환자의 남편이 간경화증으로 현재 치료받는 중이었고, 환자 자신은 이미 여러 병원을 다니며 수차례 간기능 검사를 받아보았다고 했다. 환자도 자신이 정상인 것 같다고 생각하면서도, 간경화증에 대한 공포와 그 병에 걸렸을 것이라는 강박관념을 떨쳐버릴 수가 없는 것이다.

건강염려증을 가진 환자는 중한 질병에 걸려 있다는 강박적인 불안감을 갖고 있고 스스로 어떤 증세나 징후를 그 병을 가진 증거로 내세운다. 철저한 검사 결과, 환자가 주장하는 병은 전혀 없었다고 아무리 안심시켜도 환자는 그 병을 가지고 있다는 강박관념에서 벗어나지 못했다. 건강염려증 환자가 주로 호소하는 증상으로는 맥박 이상, 땀이 많이 나는 다한증, 위장관 운동 이상 등이고, 약간의 피부 발진도 심각한 질환의 증거로 자주 제시된다. 또 다른 특징으로는 여러 부위가 동시에 아플 때가 많고, 자신이 아팠던 병력을 자세히 기록해 가지고 오거나 여러 병원을 돌아다니며 갖가지 불필요한 검사를 반복적으로 받기도 한다. 아주 심한 경우에는 몇 차례에 걸쳐 복부수술을 받은 환자도 있다.

이와 같은 정신질환의 범주에 드는 환자는 사실 그렇게 많지 않으나, 소위 '건강염려 경향'을 가진 사람들은 우리 주위에서 흔히 볼 수 있다. 검진센터에서 종합검사를 받은 뒤에도 대학병원에 와서 다시 확인하고 싶어하고, 그것으로도 부족하면 소위 유명한 박사를 찾아나서기도 한다. 그러고도 병에 대한 불안을 지우지 못한다.

이러한 경향을 가진 사람들이 우리 사회에 많아지는 것은 다음과 같은 이유 때문이다. 첫째, 현대의 주된 병인 암, 동맥경화 등은 만성퇴행성질환으로 진단하기도 어렵고 완치하기도 어렵기 때문이다. 둘째, 의학의 세분화 및 테크놀러지의 발달로 복잡해진 의료 환경 속에서 환자들은 어떤 것이 가장 적절한 진료인지 알지 못하고 갈팡질팡하게 되기 때문이다. 셋째, 일부 의료사고 등이 보도되면서 특히 개원의사에 대한 불신감이 일반인들에게 크게 자리잡고 있기 때문이다. 넷째, 의료구조의 복잡성으로 양의학 외에도 한의학과 소위 민속의학이 어우러져, 많은 경우 서로 어긋나는 건강정보를 전달하기 때문이다. 다섯째, 최근 매스컴에서 수많은 건강정보가 쏟아져

나오면서 희귀한 질병들이 소개되는가 하면 이것을 접한 사람들이 자가진단 하는 경향이 늘었기 때문이다.

건강염려 경향을 가진 사람들이 늘어나면 환자는 환자대로 여러 검사를 받게 되어 경제적인 손실은 물론 검사의 합병증이 문제될 가능성이 높아지고, 그 사회는 의료자원이 정말로 필요한 사람들에게 분배되지 못하는 부작용을 낳게 된다. 이 문제는 의료계와 국민 그리고 매스컴이 혼연일체가 되었을 때에야 비로소 해결할 수 있는 것이다. 의료계는 의학의 발전과 함께 언제 어디서나 양질의 진료를 제공할 수 있는 장치를 개발하고, 진료를 받으려는 사람은 소위 고급의료만을 고집하지 말아야 하며, 매스컴은 선별된 프로그램을 가지고 체계적으로 건강교육을 실시하는 노력이 필요하다.

공포를 즐겨라

현대인들은 공포를 즐기는 면이 있다. 미스터리 소설이나 공포영화가 지속적으로 히트를 치고 있는 것은 이런 현실을 반영한다. 공포경험은 일종의 고문과도 같은 것인데, 사람들은 왜 그것을 즐기려 할까? 그 정체는 과연 무엇일까?

공포는 예외 없이 거의 모든 사람에게 있고, 가장 원초적인 감정 중 하나다. 인간의 타고난 공포는 굉음·고소·어둠 등으로 그 범위가 매우 적고 대부분은 후천적으로 학습된다. 갓난아기는 낯선 사람에 대한 공포를 발달시키지만 대부분은 성장하면서 없어지게 된다.

한편 뱀이나 거미 등에 대한 공포는 부모나 주위 사람들이 이들에 보이는 반응으로부터 학습되는 것이다. 인간은 공포학습에 매우 민감하여 한 번 경험으로도 공포가 쉽게 체득되는 경향이 있다. 공포는 매우 개인적인 현상으로 사람에 따라 공포의 대상과 정도가 다르다. 그런 까닭에 놀이동산의 롤러코스터는 쉽게 탈 수 있어도, 공포영화는 도저히 무서워서 보지 못하는 사람이 있는 것이다.

공포에 대한 신체 반응을 보면 귀 뒤쪽에 있는 뇌의 깊숙한 곳에 위치한 편도핵이 공포에 대한 신체반응을 조정하는데, 편도핵은 경보중추로서 항상 주위 환경을 살피고 있다가 위협이 느껴지면 즉각적으로 반응한다. 여기서 나가는 신호들은 생존을 결정하는 신체의 모든 기능에 통제력을 발휘한다.

편도핵의 첫째 반응은 신체동작을 순간적으로 멈추고, 온몸의 신경신호를 대뇌피질의 판단중추로 모으는 것이다. 흔히 매우 놀라 순간적으로 정신이 나간 듯한 것을 경험하는 것이 바로 이 때문이다. 그 다음에는 연쇄적인 신체반응이 일어나는데 이는 뇌에서 오는 신경신호와 부신피질에서 분비되는 아드레날린이라는 호르몬에 의해서 매개된다. 공포에 대처하기 위해 신체는 많은 에너지를 필요로 하는데, 이를 위해 심혈관계와 폐의 기능을 증가시키고, 위장관의 기능은 감소시킨다. 심장은 더 많은 혈액을 공급하기 위해 더 강하고 빨리 뛰게 되고 혈관계는 사지, 특히 피부로 가는 혈액량을 감소시켜 뇌와 주요 장기 등으로 더 많은 혈액을 보낼 수 있도록 한다. 폐는 호흡량을 증가시키기 위해 호흡수를 늘리게 되고, 위장관은 그 소화기능을 줄이거나 중단시키는 것과 동시에 위장관으로 가는 혈액량을 감소시킨다. 이런 과정은 심장이 두근두근하고 혈압이 높아지며 피부는 창백해지고 숨이 가빠지는 증세로 나타난다. 자율신경계의 기능이 상승되어 우리 몸에는 소름이 돋고 입이 바짝 타들어가며 식은땀을 흘리게 된다. 한편 시력이 강화되고 목뒤의 털들이 바짝 서는 것은 보호본능에서 비롯된 것으로 동물에서 인류가 진화되었다는 흔적으로 볼 수 있다. 동물들이 적을 만나면 털이 바짝 서는 것은 몸집을 크게 보여 위협을 퇴치하려는 보호본능이다.

편도핵에 의한 신체의 이러한 반응은 거의 0.1초도 안 되는 순간에 일어나는 것으로 인체의 대뇌로 하여금 그 다음에 취할 반응을 준비하게 한다. 대뇌의 반응은 황급히 옆으로 지나가는 차에 깜짝 놀라 물러서는 것같이 간단한 것에서부터 그 자리에서 위협에 대처할 것인가, 아니면 가능한 한 빨리 도망갈 것인가를 판단하는 소위 'fight-or-flight' 반응까지 다양한 형태를 가진다.

위협에 도망가거나 맞서서 싸우는 반응을 일으키지 않고, 오히려 위협을 별것 아닌 것으로 인식하여 이를 즐기는 사람들이 있다. 이럴 때의 공포반응은 초기 반응만 일어나고, 해가 되는 부분은 생략되어, 오히려 신체에 긴장감과 에너지를 공급하는 치료적인 효과를 가져올 수 있다. 공포의 근원은 통제력의 상실에 대한 두려움이라고 할 수 있는데, 이러한 통제력에 자신이 있는 성격과 그렇지 못한 성격이 있다. 통제력에 자신이 있는 사람들은 호기심이 많고 절벽 오르기, 번지점프, 공포영화 등 스릴을 즐기는 사람들이다. 지적인 스릴을 좇는 사람들도 있는데, 기존의 학설을 깨고, 새로운 이론을 제시하는 모험을 감행한 아인슈타인이 그 대표적인 예라 할 수 있다.

이들의 공통점은 일상적인 것에서 벗어나려고 했다는 것이다. 위협과 도전에 굴복하지 않고 대처하다 보면, 더 이상 두려움을 느끼지 않게 되고, 어느덧 강한 사람이 되는 것이다. 우리가 사회에서 존경하는 강한 사람들은 이렇게 해서 만들어진다.

위협과 공포를 극복한 다음에 오는 신체반응은 안락과 쾌감으로, 마치 성행위 후에 느끼는 감정 상태와 비슷하다고 한다. 자신의 통제력을 상실할 것 같은 극한 상황까지 몰고 갔다가 다시 이완시키는 카타르시스야말로 바로 미스터리소설이나 공포영화의 매력인 것이다.

시간지배형 인간이 돼라

과거 사람들은 태양의 출몰에 따라 일찍 자고 일찍 일어날 수밖에 없었다. 하지만 밤 문화가 불야성을 이루는 현대의 사람들은 그런 환경의 지배를 덜 받게 되었다. 그래서 태양의 운행과 자신의 신체리듬을 같이 하는 '아침형' 인간이 있는가 하면, 저녁 생활을 즐기고 밤 시간을 유용하게 사용하는 '저녁형' 인간도 있다. 우리의 몸이 하는 역할을 생각해보면 빛과 함께 시작하는 아침은 이성 · 일 · 성취에 더 적합하고, 어둠으로 특징지어지는 저녁은 감성 · 휴식 · 쾌락 · 자유와 더 잘 어울린다. 일반적인 직장인들은 아침형 인간이 많고 화가 · 음악가 · 디자이너 등 창작을 하는 사람들, 혹은 광고회사

직원들 중에는 저녁형 인간들이 많은 것이 그 때문이다.

현대인에게 문제가 되는 것은 자연의 시간보다 사회적인 시간이다. 만약 자신과 같이 일하는 사람들이 아침에 일찍 생활을 시작하는데, 자신만 지각을 해서 일을 늦게 시작하거나 반복적으로 지적을 당한다면 그것은 분명 큰 문제다. 사회적인 시간은 나라마다 다르기도 하다. 미국·영국·독일 등에서는 중요한 회의는 거의 아침에 하는 경향이 있고, 파티가 열려도 밤 10시를 넘기는 경우는 흔치 않다. 반면 스페인·포르투갈 등의 라틴 계통과 지중해 연안 국가의 사람들은 저녁형이 많다. 언젠가 프랑스 남부의 한 음식점에 저녁을 먹으러 오후 6시에 들렀다가 "오후 8시 이후에 개장하니 그때 다시 오라"는 말을 들은 적이 있다. 결국 예약 관계로 밤 10시에 그 음식점에서 저녁 식사를 할 수 있었는데, 밤 12시까지도 붐비는 것을 보고 놀랐다. 이 식당은 새벽 1~2시까지 영업을 했고, 이 지역 전체의 출근 시간은 보통 아침 9~10시로 우리보다 1~2시간 늦었다. 한국은 사회적 시간이라는 측면에서 볼 때 아침형과 저녁형이 혼재하고 있다고 할 수 있다.

몸은 방치해두면 이성보다는 감성에, 일보다는 쾌락에 이끌리게 된다. 그래서 특별한 노력을 기울이지 않으면 쉽게 저녁형으로 기운다. 활기차게 생활하기 위해서는 객관적 여건이 아침형인지 저녁형인지 잘 판단하고 자신의 몸이 하는 말에 귀를 기울여 생활의 리듬을 잘 타야 한다. 그 리듬을 모르고 대책 없이 생활하면 힘들어질 수 있다. 자신의 몸이 저녁형으로 어느 정도 굳어져 있고, 또한 자신이 맡은 부분에서 충분히 성과를 발휘하며 몸에도 이상이 없다면 굳이 생활형을 바꿀 필요는 없다.

그러나 많은 현대인들은 사회의 요구와 자신의 목적 성취를 위해서 생활형을 바꾸어야 하는 경우가 생긴다. 아침형 인간은 자연의 리듬과 일치하므로 생활이 활기찬 경우가 많지만, 저녁이나 밤에 많은 에너지를 써야 하는 저녁형 인간은 아침에 일어나기 힘들고 일어나서도 한동안은 몸이 덜 깬 상태로 보내는 경우가 종종 있다.

오랜 기간 몸에 밴 생활방식을 바꾸는 것이 쉽지는 않다. 거기에는 크게 두 가지 방법이 있는데, 첫 번째는 약 2주 정도의 단기간에 바꾸는 방법이고 두 번째는 몇 개월에 걸쳐 서서히 바꾸는 방법이다. 어느 경우이든 자신의 몸을 바꾸는 것이기 때문에 상당한 노력과 고통을 수반하게 되는데 고통과 노력은 두 번째가 덜하나 성공률은 첫 번째 방법이 훨씬 높다. 천천히 바꾸는 방법으로 성공한 사람을 별로 보지 못한 필자 입장에서는 2주 안에 바꾸기를 적극 권장한다.

2주 안에 바꾸기를 하려면 우선 이 기간 동안 저녁 약속을 하지 말아야 한다. 그야말로 자신의 몸을 할일 없이 만들어 다가오는 변화에 대비해야 한다. 그 다음에는 아침 기상시간을 주당 30분에서 1시간씩 앞당긴다. 기상시간을 앞당기면 취침시간은 저절로 정해지게 되는데, 몸이 시키는 대로, 즉 졸릴 때 취침하면 된다. 몸이 시키는 대로 하면 대체로 성인은 7~8시간을 자게 된다. 평소에 아침을 먹지 못하고 출근했던 직장인이라면 궁극적으로 두 시간 정도를 당기는 것이 좋다. 아침 7시에 일어났던 사람이 5시로 앞당기면 용변, 샤워 등 느긋하게 출근 준비를 한 후에도 운동과 자기계발 등에 투자할 수 있는 한 시간 정도의 여유를 얻게 된다. 또한 아침식사를 저절로 챙겨 먹게 돼 건강이라는 보너스까지 얻는다.

한편, 아무리 노력해도 몸이 말을 듣지 않는 사람들은 자신의 몸에 지배당하며 사는 유형이다. 이는 자신의 몸을 자신이 지배하지 못하고 자신의 몸에 끌려가는 것이나 다름없다. 자신의 몸을 지배하는 것은 인생에서 매우 중요하다. 평소에 균형식을 취하고 규칙적인 운동을 하며, 일에 너무 쫓긴 나머지 몸의 에너지를 모조리 소진시키지 않도록 노력하면 항상 몸을 지배할 수 있다. 사람에 따라서는 일정 기간 동안은 아침형으로 살다가 또 일정 기간 동안은 저녁형으로 살아야 하는 사람도 있는데, 평소에 자기 몸을 지배하는 생활을 한다면 이런 생활리듬의 변화도 쉽게 소화할 수 있게 된다.

경쟁적이고 바쁜 현대생활은 새로운 인간형의 탄생을 요구한다. 그것은 바로 시간지배형 인간이다. 즉, 생활과 몸을 다 지배하는 사람들로 아침은 아침대로 강하고, 저녁은 저녁대로 강한 사람들을 일컫는다. 그들은 항상 자기 몸을 잘 다스린 덕분에 몸에 무리가 와도 끄덕없고, 추우면 추운 대로 시원함을 만끽하고 더우면 더운 대로 즐기며, 아무데서나 잘 자고, 무엇이든 잘 먹으며, 심지어는 해외에 나갔을 때 시차에도 거의 영향을 받지 않는다. 그들은 자신의 몸을 100% 사용해서 일하는 것이 아니라 일과 건강 모두를 자신이 성취해야 할 목표로 삼는다. 자신의 몸에 귀를 기울이면서 일상생활에 쓰는 에너지와 시간의 10%만 몸에 투자하면 누구나 시간지배형 인간이 될 수 있다. 못 바꾸는 사람들은 이전의 상태가 너무 좋아서 바꿀 생각이 없거나, 아니면 남이 나를 바꾸어주기를 기대하는 사람들이다.

난초보다는 잡초가 돼라

E씨는 40대 초반의 가정주부로 아픈 데가 많다. 머리도 아프고 위장도 안 좋고 밤잠을 설치기 일쑤다. 기억력도 자꾸 떨어지는 것 같고 소변도 자주 보는 편이다. 여러 병원을 다니면서 검사도 많이 받아보았지만 뚜렷한 진단을 못 듣고 약물치료만 받아왔다. 약을 먹으면 그때는 나은 것 같지만 이내 증세가 돌아왔다. 만회해보려고 몸에 좋다는 건강식품은 안 먹어본 것이 없건만 별로 달라지는 것이 없었다. 이제는 병원 가기도 지겨워서 그대로 버텨보려고 하지만 하루하루가 힘들고 우울하고 불안하다.

온상이나 실내에서 가꾸는 난초는 잘 키웠을 때 매우 아름다운 꽃을 피운다. 그러나 밖에 내다놓거나 물을 조금만 많이 주어 환경을 변화시키면 금세 시들거나 죽어버린다. 반면에 들판의 잡초는 화려한 꽃을 피우지는 않지만 모진 비바람 속에서도 꿋꿋하게 견디며 생명력을 뽐낸다. 따가운 햇볕에 만발하고 매서운 추위에 우뚝 선다.

우리 주위를 보면 난초 같은 사람이 매우 많다. 입맛에 맞지 않는 음식은 먹지 못하고, 환경이 바뀌면 잠을 못 자고 화장실도 제대로 못 가며, 더우면 더워서 걱정, 추우면 추워서 걱정하는 사람들이다. 이런 사람들은 싫어하는 사람들도 많고 자신이 싫은 사회적 환경에 매우 민감하다. 조류독감이나 광우병 소식을 접한 뒤로 육류는 거의 입에 대지 못한다. 반면에 잡초 같은 사람들은 못 먹는 음식이 없고, 아무데서나 잘 잔다. 음식매개 전염병에 대해서도 주의는 하지만 별 탈 없이 다양한 음식을 즐긴다. 이런 사람들은 날씨가 영하 10℃건영상 30℃건 상관없이 무더운 여름은 여름대로, 매섭게 추운 겨울은 겨울대로 즐긴다.

난초 같은 사람들에게 물어보면 자기도 잡초가 되고 싶지만 자기 몸이 따라주지 않는다고 대답한다. 누구는 체질이라서 어쩔 수 없고 누구는 성격이라서 어쩔 수 없다고 한다. 그러면서도 몸은 계속 아프니 짜증만 늘어간다. 자신의 신체가 환경에 민감한지 여부는 유전이나 체질에 의한 것이 전혀 아니다. 사실은 매우 후천적인 것으로 오랜 시간에 걸쳐 학습된 것이다. 자신이 살아온 환경, 어렸을 때부터의 교육, 과거와 주위의 경험, TV나 신문을 통해 매일 쏟아지는 질병에 대한 정보 등으로 인해 자신도 모르는 사이에 몸이 조건화된 것이다.

조건화된 몸은 탈조건화라는 과정을 거치면 개선된다. 즉, 재학습에 의해 몸을 바꿀 수 있다는 것이다. 진료실에 찾아오는 위장병 환자에게 나는 이렇게 권한다. 배탈을 일으키는 음식이 있으면 열 번 정도 더 먹어보라고. 일단 어떤 음식도 받아들이겠다는 마음가짐이

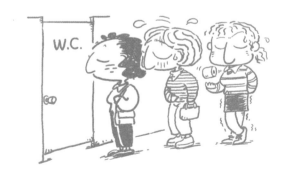

되어 있으면 사실 열 번 연습할 필요도 없이 잘 소화시키게 마련이다. 화장실 가는 것이 문제인 사람은 평소에 배뇨와 배변훈련이 필요하다. 배뇨훈련은 배뇨 간격을 늘리면서 공중화장실을 사용해보는 것이고, 배변훈련은 반대로 장이 스스로 움직일 때까지 그대로 내버려두는 것이다.

운동을 잘 하다가도 겨울이 되면 혈압 때문에 바깥 출입을 삼가고 움츠러드는 사람이 있다. 나는 그런 사람에게 일부러 더 나가라고 권한다. 따뜻함에만 길들여진 신체는 추위에 노출되면 혈압이 올라가지만, 추위도 좋고 더위도 좋은 사람의 신체는 미동도 없이 즐겁기만 하다. 고혈압 환자는 추운 날 운동하면 안 된다는 것은 그 말을 믿는 사람들에게만 해당된다. 싫어하는 사람이 많은 사람에게는 싫은 상대방을 더 만나보라고 권한다. 그 사람을 좋아하라는 것이 아니라 자꾸 부딪히다 보면 우연히 그 사람을 만났을 때라도 자신의 몸이 민감해지는 것을 막을 수 있기 때문이다. 싫어하는 것은 아무리 피하려고 해도 자꾸 따라오게 마련이다.

처음에는 반신반의하며 자신의 병을 고쳐달라던 E씨, 3개월 잡초가 되는 훈련으로 지금은 약을 먹지 않아도 되고 질병에 대한 두려움도 사라졌다. 내몸을 지배하게 된 것이다.

기억하려면 잊어버려라

F씨는 50대 초반의 주부다. 몇 년 전부터 건망증이 있었는데, 요즈

음 더 심해지는 것 같다. 산 물건을 두고 와서 다시 찾으러 간 적도 여러 번이고, 누구와의 약속을 잊어버리는 경우도 종종 있었다. 외출할 때 문을 잠그고 나왔는데도 잠근 기억이 없어 1층에서 자신의 아파트 6층까지 다시 올라간 적도 많았다. 나이가 드니 뇌의 노화가 진행돼서 그런 건지, 아니면 치매가 온 것인지 알고 싶다고 했다. 그러면서 기억력을 증진시키는 약이나 건강식품의 처방을 원한다고 덧붙였다.

치매와 건망증의 가장 큰 차이점은 치매는 자신이 잊어버렸다는 사실조차 모르는 데 반해, 건망증은 그 사실을 안다는 데 있다. 따라서 치매가 있는 사람은 자신이 증세를 호소하는 경우가 드물고 가족이나 주위 사람이 문제를 먼저 인식하게 되는 반면, 건망증 환자는 스스로 먼저 깨닫거나 주위 사람들은 별 문제가 안 된다고 생각하는데 자신은 심각하게 느끼는 경우가 많다. 물론 건망증도 본인과 주위 사람 모두 문제가 된다고 생각할 때에는 치매의 시작일 가능성이 있으므로 정확한 진단이 필요하다.

기억은 인간의 인지기능 중 하나로 컴퓨터처럼 입력 · 저장 · 출력의 과정을 거치며 중앙처리장치 같은 기능이 있어 이 과정을 통제한다. 치매나 다른 기질적인 원인이 있는 기억력 상실은 흔히 이 세 과정에 모두 이상이 생겨 기억이 아예 저장되어 있지 않은 것이고, 건망증은 주로 일시적인 입력과 출력의 문제로 새로운 것을 입력하지 못하거나, 저장되어 있는 것을 꺼내오지 못하는 것이다. 다시 말해 기억력 창고는 충분한데도 들어가고 나오는 문이 너무 바빠 이 과정이 원활하지 못해서 생기는 증상인 것이다.

그런 건망증은 중앙처리장치인 마음이 스트레스·불안·걱정·우울 등으로 바빠지면 더 심해진다. 처음에는 뚜렷한 스트레스 때문에 건망증이 생긴 것 같았는데, 나중에는 별 이유가 없는데도 그 증상이 지속된다. 그 이유는 건망증이 다시 건망증을 일으키기 때문이다. 한두 가지 잊어버려 실수를 하거나 주위 사람들에게 핀잔을 듣고 나면, 잊어버리지 않으려고 더욱 안간힘을 쓰게 되고 이것이 다시 우리의 마음을 바쁘게 하여 건망증을 일으키는 악순환을 낳게 되는 것이다.

역설적으로 들릴지 모르지만 기억하려면 잊어버려야 한다. 잊어버리려고 노력하면 첫째, 전에 기억하려는 노력으로 점령당했던 기억의 문이 점차 열리기 시작해 새로운 사실을 입력하기가 쉬워진다. 둘째, 저장된 기억을 끄집어내는 데도 이 문들을 통과해야 하기 때문에 저장된 단어나 기억들이 생각나지 않아서 애쓰는 경우가 줄어든다.

잊어버리는 것의 첫 단계는 내가 건망증이 심하다는 사실부터 잊어버리는 것이다. 자꾸 잊어버려 실수를 하더라도 대수롭지 않게 여기고 그대로 넘어가라. 누가 핀잔을 주면 "전에는 더 심했는데, 요즈음 나아진 거야" 하고 웃어 넘겨라. "치매일지도 몰라"라고 겁을 주면 "진단 받았는데, 의사가 아니래!"라고 응수하면 된다. 두 번째 단계는 내가 실제로 생각해야 하는 가짓수를 줄이는 것이다. 자신이 아침에 일어나서부터 잠자리에 들 때까지 생각하는 일의 가짓수를 따져본 다음 그 중에 1~2개라도 줄여본다. 아무리 고민해보아도 결과가 달라질 수 없는 고민은 과감하게 접어둔다. 후회스런 과거를 생각하는 대신 미래에 대한 계획을 세워보는 것도 좋은 방법이다. 미래에 일어날 일들이 걱정된다면 그 일이 닥치고 나서 고민을 시작하기로 마음먹어라. 그러면 또 한 가지 생각을 줄일 수 있다. 세 번째 단계는 실제로 하루 동안 하는 일의 가짓수를 줄이는 것이다. 쉽게 말해 벌려놓지 말고 살라는 얘기다. 새로운 것 한 가지를 사고 싶으면 집에 있는 것 두 가지를 처분한 다음에 사라. 6개월 이상 손길이 가지 않는 책, 장난감, 의류 등은 과감히 다른 사람에게 기증한다.

잊어버리려는 노력을 적극적으로 하면 할수록 내 기억력은 빠른 속도로 회복된다. 보통 3개월 정도 노력하면 대체로 큰 불편을 느끼지 않게 된다. F씨도 이젠 집으로 다시 돌아가는 경우가 거의 없어졌다.

불면증을 고치려면 잠을 자지 마라

G씨는 68세로 회사의 중역이다. 약 6개월 전에 회사 업무로 많은 스트레스에 시달리면서 잠을 설치게 되었다. 3개월 전부터는 회사일이 안정되어 더 이상 스트레스도 없고 마음도 편한 것 같은데 불면증은 지속되고 있었다. 졸리다가도 눕기만 하면 말똥말똥해지고, 가까스로 잠이 들어도 한밤중에 두세 번 깨거나 꿈을 많이 꾸는 탓에 자도 잔 것 같지가 않았다. 낮에 좀 자보려고 해도 평생 낮잠을 자본 적이 없는지라 그것도 여의치 않았다. 밤이 되면 또 잠이 안 올까 두려워지고 낮에는 극도의 피로감에 지옥같은 나날을 보내고 있었다.

사람은 일생의 3분의 1을 잠자면서 보낸다. 수면의 정체에 대해서는 아직 많은 부분이 정확히 밝혀지지 않았지만 대체로 대사 과정에서 발생한 노폐물을 제거하고 재충전하는 데 필요한 시간으로 알려져 있다. 세계 여러 나라에서 행한 연구 결과에 따르면 하루 7~8시간보다 적게 자거나, 그보다 많이 자는 사람은 각종 원인으로 사망할 가능성이 높아진다고 한다. 각종 건강지표를 보더라도 하룻밤 7~8시간 수면을 취하는 사람들이 그렇지 않은 사람들보다 더 건강한 것으로 드러났다.

생활하다 보면 일이나 공부 때문에 수면시간을 줄이는 경우가 종종 있는데, 이렇게 하면 깨어 있는 동안에 정신이 멍해져 능률이 오르지 않는다. 아무리 바쁘다고 해도 따져보면 헛되이 보내는 시간이 있게 마련이고, 차라리 이런 시간을 모아 수면을 취하는 것이 일이나 공부를 성공적으로 수행하는 비결이다. 잠은 생활하고 남은 시간에 자는 것이 아니다. 다른 중요한 일과와 마찬가지로 하루 계획에 넣어 24시간 중 수면 시간으로 7~8시간을 확보해야 한다.

실제로 시간이 충분하더라도 수면을 제대로 취할 수 없는 경우가 있는데 그 주된 원인은 일상생활에서의 스트레스 때문이다. 사랑하는 가족을 잃었거나 시험을 앞두고 있거나 직장에서 어려움을 당했거나 결혼·이혼 등 인생의 큰 변화가 생겼다면, 누구나 잠을 이루기가 어렵다. 이러한 일시적인 원인에 의한 불면증은 그 문제가 해결되고 시간이 지남에 따라 호전된다.

그러나 현대인에게 더욱 문제가 되는 것은 스트레스가 반복되면서 자신의 몸이 예민해져 그것이 수면장애의 주 원인이 되는 경우다. 즉, 몸과 마음이 조건화되어 잠잘 시간이나 잠자는 장소에 가기만 하면 불안감이 생기고, 몸이 이완되기는커녕 더욱 긴장되는 것이다. 다음날 중요한 일이 예정되어 있으면 괜히 밤늦게까지 잠을 이루기 어렵거나, 잠이 들어도 쉽게 깨며, 충분한 시간을 자고나도 몸이 개운치 않은 것이 보통이다. "휴식을 하려고 해도 그렇게 할 수가 없다"는 것이 이들의 주된 호소다. 어떤 이들은 수면효과를 기대하고 술을 마시는데 음주를 하면 쉽게 잠이 드는 것은 사실이지만 오히려 숙면을 방해하며 새벽에 깨는 효과가 있어 만성불면증을 일으키는 원인이 되기도 한다.

이러한 조건화된 몸을 가장 확실하게 바꾸는 방법은 역설적으로 잠을 자지 않는 것이다. 즉, 자려고 노력하지 말고 안 자려고 노력해야 한다. 수면중추는 원래 스스로 작동하는 불수의적인 기능인데, 잠을 자려는 의도적인 노력이 오히려 그 기능을 방해한다. 숫자를 거꾸로 센다든가 잠 드는 시간을 놓치지 않으려고 애쓰는 행동은 이런 사람들에게는 오히려 역효과다. 잠을 안 자려고 노력하면 우리의 의식이 수면중추에 하던 간섭을 줄여, 그 기능이 되살아나기 시작한다.

필자가 권하는 '잠 안 자기'의 시간은 단 48시간 동안만이다. 밤에 잠이 안 오면 절대 잠자리로 가지 말고, 졸려서 누웠더라도 5분 안에 잠이 안 오면 곧바로 일어나 무슨 일이든 한다. 가까스로 잠이 들어 한두 시간 자다가 깼다면 그날 밤은 다 잔 것이다. 다시 잠을 청하지 말고 아무리 한밤중이라도 그날 일을 시작하라. 초저녁에 TV를 보다가 소파에서 잠드는 것도 금물이다.

이렇게 48시간만 해보면 그 다음부터는 자신도 모르게 잠이 올 뿐만 아니라, 적은 시간을 자도 푹 잔 느낌이 든다. 물론 이틀 동안은 고생을 해야 한다. 잠이 부족해 피로도 더 쌓이고 일의 능률도 안 오른다. 정 힘들면 일이 없는 주말에 실행해보는 것도 좋은 방법이다. 잠을 안 자면 몸에 큰일이 날 것이라는 걱정에서 벗어날수록 수면 리듬은 빨리 정상으로 돌아온다. G씨는 수면제 한 알 사용하지 않고도 이전의 건강한 수면 습관으로 돌아가는 자신의 몸에 놀라고 있다.

근육이 뭉치지 않게 하라

H씨는 40대 직장인이다. 몇 년 전부터 뒷목이 뻣뻣하고 양 어깨가 쇳덩이를 매단 것같이 무겁고 아팠다. 병원에 가서 진단을 받아 약도 먹어보고 어깨 근육에 주사도 맞아보았지만, 일시적인 효과만 있었다. 용하다는 안마사에게 비싼 비용으로 경락치료를 몇 개월 받아보았지만, 이 역시 오래 가지 않았다. 몸이 항상 무거우니 짜증만 늘고 인생이 고달프다는 생각만 들었다.

H씨가 앓고 있는 질환은 근막통증증후군으로 근육이 지속적으로 뭉쳐 있어 생기는 병이다. 허리가 삔 것도 아닌데 이유없이 뻐근한 경우, 특별히 힘든 일을 하지도 않았는데 어깨가 뻐근하고 뒷목이 당기는 경우, 담이 들었다고 호소하는 경우의 대부분은 바로 이 근

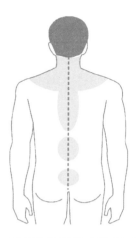

그림 2-1 | 근막통증증후군이 잘 생기는 부위

막통증증후군이 원인이다. 근육이 뭉친 상태가 지속되면 근육결(근섬유)의 일부가 띠처럼 단단해지고, 혈액순환이 잘 안 되어 허혈(虛血 : 조직의 국부적인 빈혈 상태)이 일어나며, 이로 인해 통증신경을 자극하는 신경전달 물질이 분비되어 통증을 일으키는 연쇄반응이 일어난다. 근막통증증후군은 전신 근육의 병이지만 특히 잘 생기는 부위는 그림 2-1과 같이 뒷목, 양 어깻죽지, 등의 근육이다.

근막통증증후군의 원인은 반복되는 과도한 긴장과 부적절한 자세인데, 컴퓨터 사용과 자가용 운전이 이런 증상을 일으키는 주된 요인이다. 긴장한 자세로 오랫동안 컴퓨터 앞에 앉아 있거나 장시간 운전을 하면 근막통증증후군은 더 잘 발생한다. 또 다른 원인은 몸의 예민성인데, 같은 상황에서도 쉽게 과민 반응을 하고 긴장하는 사람들이 더 잘 걸리게 마련이다. 예민한 사람들은 쉽게 분노하고 혈압도 금방 올라가며 생각대로 일이 되지 않으면 몸이 매우 불편해진다.

근막통증증후군의 치료법에는 뭉친 근육을 풀어주어 증세를 경감하는 대증치료와 아예 뭉치지 않게 예방하는 원인치료가 있다. 대증치료의 대표적인 방법으로는 통증주사·물리치료·약물·마사지 등이 있다. 통증주사는 통증유발점주사나 근육 내 자극을 주는 IMS 치료법 등이 있고, 물리치료로는 전기자극, 초음파, 핫팩 등이 사용된다. 약물로는 근육이완제와 진통제 등이 처방된다. 어느 방법이나 뭉친 근육을 푸는 데는 효과적이지만 원인이 제거되지 않기 때문에 다시 재발하는 단점이 있다.

원인치료법은 '치료를 받는다' 기보다는 스스로 해야 하기 때문에 어려움이 따르지만 근본적인 치료가 되는 장점이 있다. 그 방법으로는 뭉친 근육을 푸는 스트레칭, 평소에 운동하기, 운전 덜하기, 컴퓨터 작업시 긴장 풀기, 몸을 둔감하게 하기 등이다. 뭉친 근육을 풀려면 그림 2-2와 같은 방법으로 스트레칭 하는데, 1회에 10초씩 10회

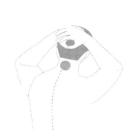

양손을 깍지 낀 채 뒤통수를 잡고 앞으로 지그시 10~15초간 3회 반복해서 누른다.

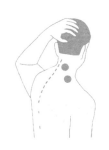

왼손으로 오른쪽 머리 뒤쪽을 잡은 후 왼쪽으로 당겨온다. 한 번에 10~15초, 3회 반복하며 좌우 교대로 한다.

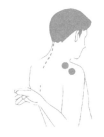

팔을 등뒤로 돌려 손등이 어깻죽지에 닿도록 뒤로 당긴다. 한 번에 10~15초씩 3회 반복한다.

그림 2-2 | 뭉친 근육을 푸는 스트레칭

시행하고 최소 하루 3회씩 하면 된다.

　근육이 뭉치지 않게 하려면 평소의 생활을 점검해볼 필요가 있다. 다람쥐 쳇바퀴 돌듯 과도한 긴장이 연속되는 생활이라면 근막통증증후군은 스트레스가 일으키는 다른 고통스러운 질환과 함께 자신의 몸의 일부가 될 수밖에 없다. 출퇴근시 직접 운전하지 않고 대중교통을 이용하는 것만으로도 많은 것을 고칠 수 있다. 운전을 하더라도 평소보다 10분 정도 느리게 운전하는 습관이 큰 도움이 된다. 그런 습관을 기르려면 끼어드는 차에 양보하고, 가능한 한 추월하지 않으며, 미리 스스로 정한 속도를 넘지 않는 연습을 하면 된다. 이것을 다 지켜도 10분밖에 차이가 나지 않는다는 것을 발견하게 될 것이다. 컴퓨터 작업을 할 때 몸이 긴장되는 것이 느껴지면 잠시 쉬거나 근육을 푸는 스트레칭을 습관화하는 것이 좋다.

　몸을 둔감하게 하는 것이 사실 가장 근본적인 치료법이다. 자신의 성격이 예민하고 급하다고 생각되면 일부러 천천히 가고, 일부러 무디게 반응하려는 연습을 해보라. 몸의 예민성은 성격이 아니고 몸이 조건화된 것이기 때문에 평소의 연습만으로도 3개월이면 충분히 탈조건화, 즉 둔감해진다.

하루 열 번씩 크게 웃어라

현대 질환의 대부분은 저항력 약화병이라 할 수 있다. 감기·결핵 등 감염에 의한 질환이 유행할 때도 누구는 걸리고 누구는 안 걸리는 이유가 바로 각 개인의 저항력 차이 때문이다. 고혈압 · 당뇨병 · 비만 · 심장병 · 암과 같은 주요 만성질환도 바로 이 저항력 약화가 큰 원인이다. 현대의학에서 통증이나 기능장애 등 질병의 증세를 대증적으로만 치료하는 것도 당장은 고통을 덜어주지만 사실은 저항력 약화를 불러온다. 소화제를 복용하는 사람은 소화불량에서 멀어질 수 없고 변비약이 변비를 일으키며, 진통제를 복용하는 사람들은 10년 후 더 많은 진통제를 먹게 되는 것이 바로 그런 예다. 그밖에도 과로, 술, 담배, 스트레스, 활동부족, 비만, 비적정 영양 등이 저항력 약화를 불러온다. 반면에 휴식 및 휴가, 신선한 공기, 산림욕, 적정 영양, 치료적 금식, 운동, 웃음, 일광욕, 사우나(온천, 찜질방) 등은 저항력을 강화시키는 요인이다. 저항력을 강화시키는 강력한 무기로 누구나 쉽게 할 수 있는 것 중 하나가 바로 웃음치료다.

웃음치료의 임상적 적용은 현재 여러 방면에서 이루어지고 있다. 많은 진통제로 살아야 했던 강직성 환자 노만 커즌스가 시작한 통증치료와 〈패치 아담스〉라는 영화로 유명해진 '어릿광대 의사'를 창시한 패치 아담스의 어린이 진료 등에서 시작한 웃음치료는 입원해 있는 암환자나 중환자에서부터 거동이 불편하거나 사회적으로 고립되어 있는 요양시설의 환자, 그리고 정신과 환자에 이르기까지 적용 범위를 넓혀가고 있다. 한국에서는 웃음치료사들이 암환자와 노인환자들을 대상으로 활약하고 있으며 가정의

들이 먼저 스트레스 진료에 적극 활용하고 있는 실정이다.

필자는 영양이나 운동에 하루 권장량이 있는 것처럼 웃음에도 하루 권장량을 제안한다. 아주 큰 소리로 1회에 10초 이상 하루 10회 웃는 것이다. 웃음도 운동과 마찬가지로 강도·시간·횟수에 의해 그 효과가 결정된다. 무게를 잡는 사람들은 근엄함을 유지하기 위해 크게 웃지 않고 웃더라도 살짝 미소만 짓지만 건강효과를 내기 위해서는 미소만으로는 부족하다. 최대의 건강효과를 내려면 입을 크게 벌리고 큰 소리로 '으하하' 하고 웃어야 한다. 웃음의 강도를 표현하는 한자성어인 파안대소(破顔大笑)·박장대소(拍掌大笑)·포복절도(抱腹絕倒)·요절복통(腰折腹痛) 중에서 적어도 박장대소 이상의 큰 웃음이 필요하다. 이렇게 웃다 보면 배가 아파지고, 눈물이 나오고, 숨이 막히기도 한다.

점잖은 선비문화에 익숙한 사람들이 크게 웃으려면 당연히 용기와 훈련이 필요하지만, 그 효과는 들인 노력의 100배에 버금간다. 웃음치료에는 스스로 즐거워하고 무엇이든지 감사하며 다른 사람 칭찬하기에 인색하지 말아야 한다는 전제가 있지만, 잘 웃으면 이런 것들이 의도하지 않아도 저절로 된다. 또한 '웃을 일이 있어야 웃지'라고 생각하겠지만 거꾸로 잘 웃다 보면 웃을 일이 많아지는 것을 금방 체험하게 된다.

잘 웃지 못하는 사람들도 몇 가지 간단한 방법으로 쉽게 웃을 수 있다. 첫째, 별로 웃기지 않더라도 일부러 크게 많이 웃어라. 처음에는 과장되게 느껴지지만 몇 번 하다 보면 별로 웃기지 않던 것들도 무척 웃기는 일로 느껴진다. 웃는 행동이 다시 즐거움을 불러오는 것이다. 둘째, 시시하다고 생각했던 유머집, 유머 프로그램, 유머 비디오 등을 의도적으로 접해보라. 생각보다 재미있다는 사실을 깨닫게 될 것이다. 이렇게 하다 보면 어느새 자신도 한두 가지 유머 정도는 입에 달고 살게 된다. 셋째, 잘 웃는 사람과 어울려라. 주위에 잘 웃는 사람이 없으면 어린아이들과 놀아보는 것도 좋은 방법이다. 웃음은 그 어떤 것보다 쉽게 전염된다. 넷째, 의도적으로 콧노래를 흥얼거리거나 장난기를 발동해보라. 처음에는 어색한 것 같아도 쉽게 익숙해진다. 그렇다고 여태껏 엄했던 이미지가 절대 손상되지 않으며, 오히려 다른 사람에게 더 사랑 받게 된다. 다섯째, 다른 사람 웃기기를 시도해보라. 처음에는 말도 잘 안 나오고 억양이나 동작이 영 썰렁하지만 이것도 몇 번만 해보면 의외로 수월하다는 것을 알게 된다. 그들도 웃음을 연습하고 있으니까!

금주 6개월을 실천하고 음주를 지배하라

술과 건강

한국인 중 90% 이상의 사람이 일생 중 한 번 이상의 음주를 경험하고, 남자 중 70% 정도가 술을 즐겨 마시는 것으로 조사됐다. 술은 매우 대중적인 기호품이다. 그럼에도 불구하고 의학적으로는 아주 위험한 약물로 볼 수밖에 없는데, 그 이유는 술이 미국의 경우 심혈관계질환, 암에 이어 제3위의 사망원인이 되고 있으며, 정신질환으로 입원한 환자들의 경우에도 알코올중독이 정신분열증, 노인성정신증에 이어 3위를 차지하고 있기 때문이다.

주류의 종류는 크게 증류주(위스키·럼·진·보드카·소주)와 비증류주(포도주·맥주·막걸리)로 구분된다. 발효에 의한 술은 부피로 15%를 넘을 수 없기 때문에 그 이상의 도수를 내리려면 증류를 해야 한다. 우리나라에서 술의 강도는 도(%)로 나타내는데, 예를 들어 4.5도 맥주라면 물 1L 안에 알코올이 45mL 섞여 있다는 말이다.

알코올의 혈중 농도는 마시는 양에 비례하고 체중에 반비례하지만 연령, 신체 지방질의 비율도 혈중 농도에 중요한 영향을 미친다. 즉, 나이를 먹을수록 간의 해독능력이 떨어지고 지방질이 많을수록 신체 수분의 비율이 줄어들어서 같은 양의 술을 마셔도 혈중 알코올 농도는 높아진다. 알코올은 구강과 식도에서 아주 소량 흡수되고 위장과 대장에서 일정량이 흡수되지만 90% 이상이 십이지장과 소장에서 흡수된다. 같은 양을 마셔도, 다른 음식을 먹지 않고 위가 비어 있는 상태에서 술만 마실 때, 같이 마시는 사람이 없을 때, 소주(함량 20% 정도가 가장 흡수가 잘 된다)나 샴페인(탄산이 들어 있는 주류)을 마실 때 더 흡수가 잘 된다.

흡수된 알코올은 2∼10%는 호흡, 소변, 땀 등으로 배설되지만 대부분은 간에서 해독된다. 혈중 알코올 농도에 관계없이 간의 해독 능력은 한 시간에 15cc 정도여서 맥주 1,000cc 정도를 마신 경우 완전히 대사되려면 5∼6시간이 걸린다. 그러나 알코올중독 환자의 경우에는 해독 능력이 두 배까지 증가해 2∼3시간이면 완전히 대사시킬 수 있다. 심혈관질환을 일으키지 않으면서 심장에 도움이 되는 적절한 음주량으로 알려진 하루 10g은 소주로 치면 40cc(한 잔 반), 맥주는 250cc(큰 컵으로 한 컵), 위스키는 30cc(한 잔) 정도다. 간질환을 일으킬 위험성이 있는 음주량은 하루 70g으로 알려져 있다.

술이 신체에 미치는 위해

1) 위장관계통

술은 인간의 신체와 행동에 지대한 영향을 미친다. 신체의 여러 장기 중 술의 영향을 받지 않는 것이 거의 없을 정도다. 술을 마시면 우선 구강과 식도를 통과하면서 점막을 건조시키고 염증 반응을 촉진한다. 위와 장에서는 술이 자극제로 작용하여 위염과 위궤양을 일으키고 궁극적으로 위장관출혈을 초래하며, 장염과 흡수장애 등을 일으키기도 한다.

알코올 1g은 7.1kcal 정도의 열량을 내지만 지방분 · 비타민 · 미네랄 · 단백질이 없는 '빈' 영양소다. 술은 또한 소장에서 능동 전달되는 비타민의 흡수를 방해해서 엽산 · 피리독신 · 티아민 · 니아신 · 비타민 A 등의 결핍을 초래할 수 있다. 한편, 췌장을 손상시켜 고혈당이 생기기도 한다.

2) 간

알코올이 간에 미치는 영향은 알코올에 의한 직접적인 영향, 독성 영향, 그리고 간세포의 기능을 저하시키는 영향으로 구별할 수 있다. 우선 처음에는 간세포가 비정상적인 지방조직에 의해 채워지고 간이 전반적으로 부어오르는 '지방간' 상태가 된다. 그 다음 단계로는 간세포가 커지고 염증이 생기며 괴사되기도 하는 소위 '알코올성 간염'으로 발전한다. 비록 알코올성 간염으로 인한 사망률이 10~30%까지 보고되기도 하지만, 지방간이나 알코올성간염은 원상

회복이 가능하다. 그러나 '알코올성간염'의 다음 단계인 '간경화증(간경변증)'은 원상회복이 불가능하고 사망률도 높다. 또한 간의 정상적인 세포가 섬유성 조직으로 바뀌게 되면서 간 내의 혈액순환을 방해하고 결과적으로는 여러 가지 간기능을 나빠지게 한다.

이렇게 해서 손상된 간은 간에 저장된 글리코겐을 당으로 전환시키지 못하게 된다. 결과적으로 혈액 중 당의 수치를 떨어뜨려 저혈당을 유발시킨다. 그리고 손상된 간은 해독기관으로서의 기능을 못하게 되어 알코올과 각종 약제 등을 포함한 여러 가지 독성물질을 제거하지 못한다. 뿐만 아니라 지방질의 소화에 필요한 담즙의 생성에도 장애가 생기고, 혈액응고와 관계있는 프로트롬빈, 감염을 막아주는 역할을 하는 글로불린, 건강한 세포를 유지시키는 데 필수적인 알부민의 생성에도 지장을 준다.

게다가 간 내의 알코올은 소화효소의 생산을 변화시키고 아울러 설사를 유발시키기도 하며, 지방과 단백질의 흡수를 방해하고, 비타민 A, D, E, K의 흡수도 떨어뜨린다. 결과적으로 고지질증 · 혈액응고장애 · 당뇨병 · 면역저하 · 저알부민혈증 등이 생기게 된다.

3) 중추신경계

술은 중추신경 억제제로 가장 잘 알려져 있다. 혈중의 알코올 농도가 중추신경에 미치는 영향은 표 2-1과 같다.

표 2-1 | 음주시 혈중 농도에 따른 신체변화

혈중농도(mg/dl)	중추신경부위	예상되는 신체변화
50 이하	대뇌피질	긴장이 풀리며, 정신이 느슨해진다.
50~100	대뇌피질	기분이 좋아지고 말이 많아지며, 소위 주정을 부리기 시작한다.
100~200	소뇌	몸을 잘 못 가누고, 집중력·기억력·판단력 등이 감소된다. 감정의 변화가 심하고, 횡설수설한다.
200~300	망상활성계	몸을 더욱 못 가누고, 더욱 횡설수설하며, 토한다. 진전(사지떨림)이 나타나고, 안절부절못한다.
300~400	망상활성계	의식소실, 기억소실
400 이상	연수	호흡마비·혼수·사망

우리 몸이 여러 차례 높은 농도의 알코올에 노출되면 여기에 적응하려는 노력으로 내성이 발현된다. 우선 약물동력적인 적응이 생겨 대사율이 증가하나 금주하면 다시 정상으로 돌아온다. 그 다음 단계의 적응은 세포단계로 의존증이 발생하고, 그 다음으로는 행동적 적응으로 혈중 농도가 높아져야만 최대의 활동을 할 수 있게 된다.

베르니케뇌증이라는 질환은 의식의 혼탁, 안구신경마비, 운동실조의 증상을 보이는 질환으로 만성 알코올중독에 의한 티아민 부족이 원인인 것으로 알려져 있다. 그 외 진전(振顫: 머리·손·몸에서 무의식적으로 일어나는 근육의 불규칙한 운동), 안구진전 등의 증상이 나타날 수 있고 대체로 예후가 나쁘며 사망하지 않더라도 코르사코프정신병으로 발전하는 것으로 알려져 있다. 코르사코프정신병은 의식의 소실은 없지만 기억의 상실, 지남력(指南力: 시간과 장소, 상황이나 환경 따위를 올바로 인식하는 능력) 상실, 작화증(作話症: 사실에 근거가 없는 일을 말하는 병적 상태)을 특징으로 하는 질환으로 역시 티아민 부족이 원인으로 알려져 있다.

중추신경에 미치는 또 다른 위해로는 수면장애를 들 수 있는데 숙면을 취할 수 없고 악몽을 꾸는 등 선잠을 자게 된다.

4) 조혈계 및 암

술을 자주 마시는 사람들은 술의 직접적인 골수독성, 비타민 B 결핍, 영양결핍, 위장관 출혈 등으로 대적혈구성빈혈·백혈구감소증·혈소판감소증 등이 생길 수 있고, 백혈구의 면역학적 결핍으로 감염과 암이 증가한다. 반면 음주를 오래하던 사람이 금주를 하게 되면 망상세포증·혈소판과다증·백혈구과다증 등이 생길 수 있다. 음주가의 암발생률은 비음주가의 약 열 배다. 두경부암·식도암·위암·간암·췌장암·유방암의 위험도가 증가한다.

5) 심혈관계통

알코올은 적은 농도를 마실 경우 혈압을 낮추고 혈관을 확장시키며 양성 콜레스테롤인 고밀도지단백(HDL)의 농도를 높이는 등 심혈관계에는 유익한 역할을 하지만, 하루 섭취량이 10g을 넘어서면 그러한 이점이 사라진다. 지나친 양을 마신 후에는 가역(可逆)적인 고혈압이 발생하며 이는 금주한 지 4~5주가 지난 다음에는 정상으로 돌아온다. 술은 또한 심근증·부정맥을 일으키며 심벽혈전증의 빈도를 증가시킨다. 과량의 알코올은 또한 뇌졸중의 빈도를 증가시킨다. 술은 출혈성뇌졸중과는 많이 마실수록 가능성이 증가하는 직선

형 연관성이 있다. 그러나 허혈성뇌졸중과는 처음에는 가능성이 느리게 증가하지만 양이 배가됨에 따라 급격히 증가하는 J형 곡선의 연관성이 있는 것으로 알려져 있다.

6) 비뇨기계통

혈중 알코올 농도가 100mg/dl 이하일 때 인체의 성욕은 증가하지만 남성의 실제적인 발기능력은 감소한다. 만성 음주가의 경우 고환위축이 생기며 여자의 경우 무월경증·불임증 등이 발생할 수 있다.

7) 기타

술은 근육이 아프고 부으며, 혈중의 근육 효소인 크레아틴 카나아제(CK)와 젖산탈수효소(LDH)가 증가하는 알코올성근증을 일으키기도 하고 칼슘의 대사를 방해해서 골다공증과 골절의 빈도를 증가시킨다. 술을 많이 마시면 신체 내의 수분조절 호르몬에 이상이 생겨 수분중독의 상태가 되기도 한다. 술에 의해 일어나는 전해질의 이상은 근육마비와 무반사증을 일으키는 칼륨 결핍, 의식혼란을 일으키는 마그네슘 결핍, 경련을 일으키는 칼슘 결핍, 식욕부진과 성기능 장애를 일으키는 아연 결핍 등을 들 수 있다.

술은 다른 약제의 흡수와 대사에 영향을 미칠 수 있다. 어떤 약은 술에 의해서 약해지고, 또 다른 약은 오히려 강해져 적은 용량을 쓰게 된다. 또한 궤양치료제의 하나인 씨메티딘은 알코올의 흡수를 증가시키고 대사를 방해해서 술을 조금만 마셔도 크게 취할 가능성이 있어 주의해야 한다. 한편, 술이 금기인 질환은 치아질환·위염·흡수장애 · 위궤양 · 췌장염 · 간장질환 · 혈액응고질환 · 혈관염 · 폐색전증 · 협심증 · 부정맥 · 심부전 · 감염증 · 고혈압 · 고요산증 · 전해질장애 · 고지혈증 · 당뇨 · 임신 등 이루 헤아릴 수 없을 정도로 많다.

8) 임신과 술

술은 오래 전부터 알려진 기형촉발 물질이다. 산모가 임신 초에 술을 마셨을 때, 태아에 올 수 있는 기형 중 가장 잘 알려진 것으로 태아알코올증후군을 들 수 있다. 태아알코올증후군은 안면기형(소두증, 내리달린 귀 등) · 발육부전 · 심장기형 등을 포함하는데 임신 초기에 하루 60g 이상의 알코올을 섭취하는 산모의 약 1%에서 발생한다. 자연유산과 저체중아는 술과 밀접한 관계가 있는 것으로 보고되고 있으나 사산과는 별 관계가 없다. 그 밖에 정신지체 · 행동장애 · 언어장애의 빈도가 훨씬 높은 것으로 보고되고 있다.

9) 노인과 술

노인의 경우는 신체의 지방질 비율이 상대적으로 적고, 신체 수분 함량도 감소하며, 간의 해독능력 또한 떨어지기 때문에 같은 양을 마셔도 젊은 사람들에 비해 혈중 농도가 더 많이 올라간다. 노인이 술을 많이 마시면 치매(노망증), 여러 가지 신체적 장애, 자살 등이 증가하며 우울증이 자주 일어나게 된다.

술이 인간행동에 미치는 위해

적은 양이라도 술이 인간행동에 영향을 미칠 수 있는데, 가장 흔한 것으로 수면장애와 불안을 들 수 있다. 한 사람이 일단 알코올에 신체적·정신적으로 의존하기 시작하면 그 사람의 생활방식이나 성격은 그 의존성을 유지하기 위해 변하게 된다. 이러한 인간행동의 변화는 우울증·만성피로·수면장애·악몽·약물남용·공격성·편집증(의부증, 의처증)·부부갈등으로 나타나며, 일상생활에서는 자녀나 배우자 학대, 실직, 경제적 어려움, 대인관계의 문제, 이혼으로 표출된다. 특히 술로 인한 사고 중 교통사고는 50%가 관련되어 있으며 각종 범죄도 50~80%가 술 때문에 생긴다. 그리고 자살의 45%가 술과 관련되어 있다.

부모의 이중적이고 예측 불가능한 행동은 자녀들의 올바른 성장에 악영향을 미치며, 알코올중독자의 의존성은 가족간의 계약관계를 와해시킨다. 알코올중독 가정의 아동 분야 연구의 권위자이자 심리학 박사인 클라우디아 블랙은 알코올중독의 가정의 구성원들은 중독자·협력중독자(대개 배우자)·가족의 속죄양·마스코트(자녀) 등으로 역할이 분화된다고 설명한다.

술 마시는 한국인은 모두 위험음주가

40대 중반의 직장인 I씨가 지난 몇 개월간 지속되어온 손발저림증으로 진료실을 찾아왔다. I씨는 지난 10여 년간 사업상 일주일에 3회 이상 소주 한 병 이상을 마셔왔다. 자신은 술을 마셔도 항상 안주를 충분히 먹으면서 마셨고, 또 잘 취하지도 않아 술은 자신있다고 했다. 검사결과 I씨는 알코올성간염과 함께 말초신경염(손발에 있는 감각신경의 염증성 변화), 고혈압 등이 진단되었다. I씨는 처음에는 진단 결과를 좀처럼 수긍하려 들지 않았다.

한국인에게 술은 담배보다 더 위험하다. 한국인의 건강과 수명에 가장 큰 영향을 미치는 단일 요소를 물어보면 대부분이 담배라고 대답할 것이다. 그러나 음주 인구 1인당 연간 맥주 204병, 소주 120병, 양주 2병을 마시고, 성인 남자의 88.8%, 여자의 71.6%가 음주를 하며, 우리나라 사망자 중 10.6%가 음주 관련 사망자이고, 남성은 술로 인해 2.71년, 여성 0.95년 평균 수명이 감소한다는 통계를 본다면 음주가 단연 한국인의 건강 문제 1위임을 알 수 있다.

술에 관대한 우리의 문화도 문제겠지만, 술이 건강과 질병에 미치는 영향에 대해 우리 국민이 너무 모르는 것도 이런 현상의 중요한 원인이 아닐까 생각된다. 심지어 동료 의사들 중에도 술을 많이 마시는 사람이 있고, 의과대학에서 가르치는 술의 위해가 알코올성 질환이 아닌 알코올중독에만 머무르는 현실이고 보면 아무리 술이 나쁘다고 해도 곧이곧대로 들을 사람이 많지 않으리라 생각된다.

가끔 한두 잔 마시는 술은 건강에 이로울 수도 있다. 따라서 어느 정도 마시는 것이 해가 되는가 하는 기준을 세우는 것이 바로 위험음주의 정의다. 하루에 마시는 양이 알코올로 50g 이상이거나 일주일에 마신 총량이 170g 이상이면 위험음주다. 이를 환산하면 알코올

50g은 소주 5잔, 양주 4잔, 맥주 3병, 폭탄주 3.5잔, 와인 3.5잔, 막걸리 1과 1/3병에 해당되고, 알코올 170g은 소주 2병 반, 양주 반 병, 맥주 10병, 폭탄주 12잔, 와인 2병 반, 막걸리 4병 반이 된다. 이 것은 정상 성인 남자를 기준으로 한 것이고 고혈압 · 당뇨병 · 비만이 있는 사람과 여자 및 65세 이상의 사람은 위 기준의 반, 즉 소주로 치면 하루 3잔 이상, 일주일 총량이 1병이 넘으면 위험음주가 된다.

위험음주를 하면 위염 · 위궤양 · 십이지장궤양 · 췌장염 등의 위장병, 알코올성간염 · 만성간염 · 간경화 등의 간질환, 두통 · 기억력 감퇴 · 말초신경염 등의 신경질환, 고혈압 · 부정맥 · 뇌졸중 등의 심혈관계질환, 당뇨병 · 빈혈을 일으키고 간암 · 췌장암 · 식도암 · 두경부암 · 유방암을 일으킨다. 뿐만 아니라 만성피로, 업무 수행능력 감소, 불안, 우울, 수면장애 등을 일으키며 각종 사고 및 폭력의 원인이 된다. 술에 의해 생기는 병은 증세가 거의 없거나 있더라도 약물로써 그 증세가 호전되므로 건강에 큰 영향을 미치지 않는 것으로 인식되기 쉽다.

한편, 술이 신체에 미치는 위해는 최근 마시는 양보다는 일생 마신 양에 비례한다. 술의 양을 줄였는데도 알코올성 질환들이 진행되는 것은 바로 그런 이유에서이고, 항아리에 물이 꽉 찼을 때 조금만 부어도 넘치는 것과 마찬가지 이치다.

술은 안주로 해독되지 않는다. 안주를 잘 먹으면서 술을 마시면 위장에 부담이 적은 것은 사실이지만, 이를 거꾸로 생각해보면 안주는 술을 더 마시게 하는 속성이 있다. 위험음주는 마시는 알코올의 절대량에 달려 있기 때문에 안주를 많이 먹는 우리나라의 음주법은 사실 알코올성 질환을 가중시킨다. 숙취해소 음료나 해장국도 그 순간은 속을 편안하게 해주겠지만 근본적으로는 해를 끼친다. 포도주나 맥주는 괜찮겠지라고 생각하는 사람들도 거기에 포함된 알코올의 양이 얼마인지 따져봐야 한다. 소위 '건강한' 음주법이라는 것도 속내를 알고 보면 술을 더 마시게 하는 음주법이다. 천천히 마시든, 순한 술부터 시작해서 독한 술을 마시든, 3~4일 간격을 두고 마시든 결과는 언제나 마시는 절대량에 비례한다. 한두 잔에 기분좋게 취할 수 있는 것이 가장 좋은 음주법인 것이다.

I씨는 주치의의 권고대로 아무런 약도 처방받지 않고 6개월 동안 완전금주를 했다. 지금은 손발저림증도 없어졌고, 알코올성간염도 완치되었으며 혈압도 정상으로 돌아왔다. 또한 늘 술을 마실 때에는 몰랐는데, 술을 마시지 않은 다음에 일어나는 몸의 변화를 겪어보니 술이 그 동안 몸에 얼마나 나쁜 영향을 미쳤는지를 깨달았다고 했다.

6개월간 금주하라

서양인과 한국인의 음주에는 분명한 차이가 있다. 서양인은 남에게 술을 권하지 않고 스스로 마시는 반면, 한국인은 혼자 마시는 경우가 거의 없고 다른 사람과 함께 마신다. 또한 한국인은 많은 안주와 함께 술을 마시는 반면, 서양인은 안주 없이 술만 마신다. 즉, 서양인에게 음주는 개인생활이지만 한국인에게 음주는 사회생활이다. 서양인이 술을 끊으면 중독자가 아닌 이상 쉽게 끊을 수 있는 반면,

한국인이 술을 끊으려면 자신의 의지와는 상관없이 많은 사회적 압력을 받게 된다. 그 동안 같이 술을 마셨던 사람들이 인정하지 않는 것은 물론, 사업의 어려움까지 겪게 된다.

이러한 우리의 음주문화에서 6개월간 금주하기는 말처럼 그리 쉽지 않다. 그 6개월은 단지 간이 회복되는 데 필요한 시간만을 의미하지 않는다. 나에게 맞는 음주습관을 기르는 기간이기도 한 것이다. 따라서 6개월간 금주하기는 결국 술을 많이 마시며 해왔던 사회생활을 술을 마시지 않거나 몸에 유익한 정도의 양만 마시고도 할 수 있도록 하는 훈련인 것이다. 물론 간이 완전 회복되고 체중 · 혈압 · 혈당 · 콜레스테롤의 감소라는 보너스까지 따른다. 금주가 체중조절에 얼마나 효과적인가는 대부분의 사람들이 간과하는 부분이다. 한국 남자의 비만은 '술살'이라 부를 정도로 음주가 원인인 경우가 흔하다. 술 자체도 많은 칼로리를 갖고 있지만, 술과 함께 먹는 안주가 대부분 고칼로리이기 때문이다. 안주를 곁들이는 우리의 음주문화는 우리를 쉽게 살찌게 한다.

6개월간 금주하기는 다음과 같이 하면 쉽게 성취할 수 있다. 첫째, 한 잔은 괜찮겠지 하는 유혹에 빠지지 않는다. 담배와 마찬가지로 술도 한 잔으로 끝나는 법이 없다. 술자리가 있을 때마다 한두 잔만 하겠다고 다짐하지만 그것은 희망사항일 뿐이다. 한 잔도 안 마시겠다는 것이 한두 잔만 마시겠다는 것보다 실행하기가 훨씬 쉽다. 실제로 간이 나쁠 때에는 한두 잔을 마시건, 한두 병을 마시건 간에 인체에 미치는 영향은 거의 같다는 사실을 잊지 말아야 한다. 둘째, 친구나 친지들에게는 술자리가 있기 전에 미리 양해를 구해놓는다.

6개월 후에는 다시 마실 수 있다고 하면 설득하기가 쉽다. 요즈음은 술을 안 마시는 분위기가 많이 조성되어 있어 의외로 환영을 받을 수도 있다.

셋째, 직장과 사업상의 회식 자리를 현명하게 대처한다. 직장에서의 회식과 음주문화는 연극이나 영화관람, 볼링 등의 스포츠활동으로 쉽게 대체가 가능하다. 술자리라고 해도 양해를 구하면 의외로 잘 받아주는 경우가 많다.

한 기업에서 사장으로 있는 사람 얘기다. 그는 임직원과 술자리를 가지면 으레 직원들에게는 3분의 1잔씩 받고 본인은 한 잔씩 건네주곤 했다고 한다. 당시 금주를 하고 있던 그의 고민은 자신이 3분의 1잔마저 거절하면 직원들이 싫어할 것이고 따라서 회사에서 통솔력을 잃을 것이라는 것이었다. 필자는 한 번만 그 잔을 안 받겠다고 해보고, 직원들이 어떻게 반응하는지 본 다음에 결정하라고 제안했다. 내 제안대로 실행한 그는 의외의 사실을 알게 되었다. 싫어할 줄 알았던 직원들이 오히려 더 환영하는 분위기였고 이후에는 술자리를 쉽게 줄이게 되었다는 것이다. 정성껏 접대해야 하는 비즈니스 상대도 마찬가지다. 술을 같이 안 하는 대신 상대방의 마음을 살 수 있는 방법을 쓰면 된다. 술 마시는 데 쓸 돈으로 상대방의 취향에 맞는 선물을 사는 것도 좋은 방법이다.

6개월간 금주하기는 한 사람의 인생에 큰 획을 긋는 사건이다. 이후에는 돌아가려고 해도 갈 수 없는 일방통행의 길인 것이다.

운동을 지배하라

잠깐의 운동도 높은 운동 효과를 낸다

J씨는 40세의 직장인이다. 과체중인데다 고혈압이 있고, 혈당도 당뇨까지는 아니지만 높은 편이다. J씨의 고민은 자신도 운동을 해야 한다는 사실은 알지만 바쁜 직장생활 때문에 시간을 낼 엄두가 안 난다는 것이다. 사실 과거에 몇 번이나 시작은 해보았지만 너무 힘들기도 하고 재미도 없어서 며칠 못 가 그만둔 적이 있다. 운동은 못 하겠으니 차라리 약을 달라고 했다. 그러던 J씨가 어렵지 않게 운동 아닌 운동을 시작했고 6개월이 지난 후에는 약 없이도 혈압과 혈당이 정상이 되었다.

J씨가 시작한 것은 출근할 때 지하철 한 정거장 전에 내려서 걷기였다. 천천히 걸으니까 힘도 안 들었고 출근 시간도 기껏해야 15분

정도 더 걸릴 뿐이었다. 처음에는 평소대로 구두를 신고 천천히 걷다가 2주 정도 지나면서 구두는 직장에 두고 에어쿠션 운동화를 신고 걷기 시작했다. 발이 좀더 편안해졌고 좀더 빨리 걸을 수 있게 되었다. 다시 2주 정도를 더하니까 이제는 속력이 붙어 시간이 단축되었고 약간 숨차고 땀도 나기 시작했다. 현재 J씨는 두 정거장 전에 내려서 빠른 걸음으로 출근을 하는데 추가로 소요되는 시간은 아직도 15분 정도다.

운동이 가장 효과적인 성인병 예방 및 치료법이라는 것은 익히 알려진 사실이다. 운동은 한국인 사망의 주된 원인이 되는 고혈압·당뇨병·고지혈증·비만·심장병·퇴행성관절염·골다공증 등을 예방 및 치료하며 현대인의 스트레스와 불면증에도 좋은 효과를 보인다. 운동을 하지 않던 사람이 운동을 시작하면 대장암·신장암·유방암·식도암 등이 예방된다. 이러한 운동의 효과는 얼마나 운동을 했을 때 나타나는 것일까? 결론은 조금만 운동을 해도 된다는 것이

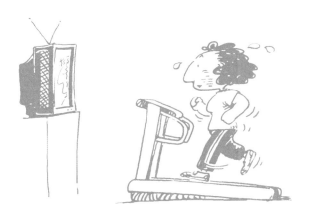

다. 꼭 바쁜 시간을 따로 내거나 비싼 헬스클럽에 다니지 않아도 된다. 그림 2-3의 운동의 효과와 해를 살펴보자. 조금만 운동을 하는 경우가 A이고 많이 하는 경우가 B인데, B가 물론 A보다 더 효과가 있지만 동시에 운동부상이라는 위험과 해도 그만큼 늘어난다. 즉, 전혀 안 하는 사람이 운동을 조금 할 때 얻는 건강이익은 운동을 이미 하던 사람들이 더 강하게 했을 때의 추가 이익보다 훨씬 크다는 것이다.

이러한 최근의 연구 결과는 운동지침의 개정을 불러왔다. 과거의 운동지침은 숨찬 운동을 한 번에 20분 이상 일주일에 3~5회 하라는 것이었는데, 개정된 지침은 어떤 일상활동이라도 빠른 걸음 정도의 강도로 하루 30분 거의 매일만 하면 같은 효과를 얻는다고 권장

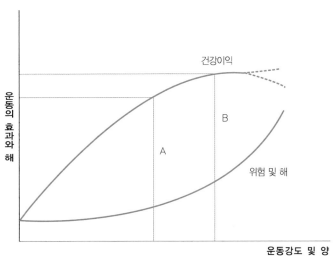

그림 2-3 | 운동의 효과와 해

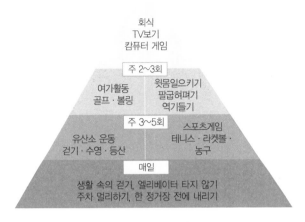

회식
TV보기
컴퓨터 게임

주 2~3회

| 여가활동
골프·볼링 | 윗몸일으키기
팔굽혀펴기
역기들기 |

주 3~5회

| 유산소 운동
걷기·수영·등산 | 스포츠게임
테니스·라켓볼·
농구 |

매일

생활 속의 걷기, 엘리베이터 타지 않기
주차 멀리하기, 한 정거장 전에 내리기

그림 2-4 | 활동 피라미드

한다. 여기서 30분은 꼭 한 번에 하지 않고 10분씩 나누어서 해도 된다. 빠른 걷기와 비슷한 강도의 활동은 계단 천천히 오르내리기, 자전거 타기, 집안 청소하기, 화단 가꾸기, 배드민턴, 인라인스케이트, 댄스 등이다.

필자는 여성들에게 운동화 신고 다니기를 권장한다. 이렇게 하면 평소에 하던 장보기, 쇼핑하기, 친구 만나기 등의 일상활동이 신체적 소모가 아닌 몸에 이로운 운동효과로 바뀌게 되기 때문이다. 예쁜 구두도 포기하지 말고 조금 큰 가방에 넣어 다니다가 필요할 때 갈아 신으면 된다.

매일의 활동이 운동이 되면 그림 2-4의 활동 피라미드와 같이 주 2~3회 정도 좋아하는 스포츠나 근력운동을 덧붙여보자. 그것도 생활에 또 다른 활력소가 된다. 회의나 회식도 앉아서 말하거나 머리만 쓰는 정적인 활동에서 벗어나 신체 움직임이 수반되는 동적인 형식의 개발이 필요하다. 또 TV는 런닝머신을 하거나 체조를 하면서만 볼 수 있다고 정해놓는 것도 좋은 방법이다.

요가로 시작했다면 숨찬 운동으로 전환하라

요즈음 웰빙 바람과 함께 외모와 건강에 대한 관심이 늘면서 요가로 운동하려는 사람들이 많아졌다. 그림으로 설명한 요가책에서부터 요가만을 가르치는 학원에 이르기까지 가히 열풍이라 할 만하다. 수천 년의 역사를 자랑하는 요가가 우리나라에 소개된 것만 해도 수십 년이 넘었을 텐데 이제 새삼스럽게 유행하는 이유는 무엇일까?

요가는 주로 유연성 운동에 해당된다. 운동은 크게 심폐지구력 운동, 근력 및 근지구력 운동, 유연성 운동 세 가지로 나뉜다. 심폐지구력 운동은 유산소 운동, 산소성 운동 등으로 불리며 신체의 건강과 가장 밀접한 연관을 갖는다. 어느 운동이 심폐지구력 운동인지 아닌지를 아는 가장 확실한 방법은 그 운동을 했을 때 숨이 차는지 아닌지를 보면 된다. 그래서 숨찬 운동이라 불리기도 하는데, 운동 자체는 근골격계가 하더라도 실제 운동효과는 심장과 폐 등 신체의 장기가 받게 된다. 심폐지구력 운동의 또 하나의 특징은 대부분의 주된 관절과 근육군을 동시에 사용하는 전신운동이라는 점이다. 전신의 근육이 수축과 이완을 거듭하려면 심장과 폐가 열심히 운동을 해서 필요한 영양과 산소를 혈액을 통해 공급해야 한다. 심폐지구력 운동은 심장과 폐 외에도 혈당, 콜레스테롤 등 신체의 대사를 개선시키고, 예민해진 자율신경을 안정시킨다.

근력 및 근지구력 운동은 특정 근육을 최대 강도로 수축 및 이완시켜 그 힘을 키워나가는 운동이다. 물론 힘과 함께 근육량도 늘어나게 된다. 흔히 하는 팔굽혀펴기는 팔과 가슴근육을 주로 키우게 되고, 윗몸일으키기는 배의 근육을 키우게 된다. 아령이나 역기, 헬스클럽의 운동기구 중 상당수가 바로 이 근력 및 근지구력 운동을 위한 것이다. 이 운동은 어느 특정 부위만 강화시킬 수 있지만, 몸전체의 근육발달을 위해서는 신체 주요 부위의 근육군을 골고루 다 발달시키는 것이 좋다. 7개 주요 근육군은 팔·어깨·가슴·복부·등·엉덩이·다리 등이다. 근육량이 원래 많은 남자들은 근력운동을 하면 다리, 팔 등이 굵어지고 근육 모양이 나지만, 근육량이 적고 피하지방이 많은 여자들은 근력운동을 적당히 한다고 해서 팔다리가 굵어지지는 않는다. 오히려 지방이 근육으로 전환되면서 에너지소모가 늘어 체중감량에 도움이 된다.

유연성 운동은 특정 근육별로 하기 때문에 근력운동과 비슷하지만, 사실은 관절운동이다. 주요 관절을 움직이기 위해 주위 근육들이 사용되는데, 강하게 수축시켜 힘을 키우는 것이 아니라 근육을 최대한으로 늘여 관절의 작동범위를 넓히는 데 초점이 맞추어져 있다. 근력운동과 마찬가지로 어느 한 부위만 하는 것이 아니라 신체 주요 부위를 모두 골고루 움직여야 하는데, 주요 관절군으로는 어깨·허리·엉덩이·무릎·장딴지 등이다. 유연성 운동은 대부분 근육 늘이기이기 때문에 현대인들에게 흔한 근육의 긴장을 풀어주는 효과도 동시에 갖고 있다. 학창시절에 배웠던 체조도 바로 대표적인 유연성 운동이다.

유연성 운동의 장점은 무엇보다 하기 쉽고 힘이 덜 든다는 점이다. 기본 동작만 익히면 어디서나 특별한 운동기구 없이도 혼자 할 수 있고, 특히 신체적으로 유연한 여성들에게 맞춘 동작이 많기 때문에 거의 여성들의 운동이라고 해도 과언이 아니다. 그러나 요가의 최대 단점은 심폐지구력 강화에 거의 기여하지 못하고 체중조절을 위한 열량 소모도 매우 미약하다는 점이다. 요가를 아무리 힘들게 해도 땀은 나지만 숨찰 정도로 하기는 매우 어렵고, 한 시간 내내 해도 소모되는 열량은 200kcal를 넘기가 힘들기 때문이다. 또한 어느 운동이나 그렇듯이 요가만 고집하다 보면 싫증을 느껴 오래 하지 못한다.

가장 적은 시간을 투자해서 가장 많은 건강효과를 보는 것은 숨찬 운동이다. 빨리걷기·조깅·등산·자전거 타기·수영·에어로빅 등과 탁구·스쿼시·축구·농구 등의 구기운동은 매우 좋은 심폐지구력 운동이다. 요가로 운동을 시작했다면 위와 같은 숨찬 운동으로 전환하는 것이 바람직하다.

체중을 싣지 않는 운동을 해라

K씨는 45세 된 중견 직장인이다. 신장 174cm, 체중 79kg인 K씨는 몇 개월 전부터 계단을 내려올 때 무릎 통증을 느끼기 시작했다. 평

소에 운동을 안 하던 터라 운동부족이 원인이라 생각하여 큰 결심 끝에 매일 동네 뒷산으로 산행을 시작했다. 1개월 산행 끝에 체중도 1kg 정도 줄고 체력도 좋아지는 것 같아 기분이 매우 좋았으나 무릎은 점점 더 아파지고 붓기까지 했다. 산행을 쉬었더니 며칠 만에 통증이 줄어들고 부기가 빠졌다. 결국 K씨는 자기한테는 운동이 적합하지 않다는 결론을 내리고 운동이 아닌 다른 건강식품이나 약물을 찾아보기로 했다.

인간의 몸은 대개 35세를 전후로 그 구조와 기능이 약화되면서 퇴행성 변화가 시작된다. 그러나 우리 몸이 그러한 변화를 느끼게 되는 것은 그보다 10년 정도 뒤인 45세 전후다. 즉, 신체의 변화와 그에 따른 증상을 감지하기까지는 상당한 시간이 걸린다는 것이다. 우리의 관절도 예외는 아니다. 관절의 퇴행성 변화는 일찍 시작하지만 증세를 많이 느끼는 시기는 45세를 넘어서면서부터다. 퇴행성관절염이 시작할 때에는 통증이 있고 부으며 관절 부위를 누르면 아프다. 그럼에도 불구하고 X선 촬영에는 정상으로 나타난다. 그 이유는 퇴행성 변화가 40~50%는 진행되어야 X선상에 나타나기 때문이다.

퇴행성관절염은 체중을 받는 부위와 많이 쓰는 부위인 무릎, 허리 척추, 발목 그리고 손가락 등에 주로 생긴다. 퇴행성관절염은 류머티즘성관절염과는 전혀 다른 질병이다. 류머티즘성관절염은 대체로 젊은 연령에서 시작하고, 관절염 외에도 여러 다른 증상을 동반하는 중한 질환이다. 두 질환은 발병 연령, 발병 부위, 증세의 양상 등이 서로 달라 어렵지 않게 구별할 수 있다. 40세 이후에 시작하고 무릎, 허리, 발목, 손가락 부위에 주로 증세가 있는 것은 거의 퇴행성관절염이라고 보면 된다.

퇴행성관절염으로 흔히 오인되는 또 다른 질환이 골다공증이다. 관절염은 관절의 병인 반면, 골다공증은 관절이 아닌 뼈가 약해지는 병이다. 골다공증은 통증이 없고, 쉽게 뼈가 부러지는 것이 주 증세인 반면, 관절염은 통증이 주 증세다. 여성이 폐경기가 되면 대개 두 질환이 같이 나타나기도 하지만, 통증의 원인은 골다공증이 아니라 퇴행성관절염이다. 골다공증을 위해 호르몬 치료를 하면 관절 증세가 호전되어 같은 질환으로 혼동되기도 한다.

퇴행성관절염의 가장 중요한 원인 두 가지는 비만과 운동부족이다. 관절의 변화가 정상체중보다 높아질수록 심해지고, 운동은 하지 않은 채 일을 위해 서 있거나 걷는 시간이 많을수록 관절염도 잘 생긴다. 신발도 많은 영향을 미치는데 바닥이 딱딱한 신발과 하이힐은 관절염을 악화시키는 원인이 된다. 흔히 관절이 아프면 약물, 건강기능식품, 주사 등을 사용하지만, 이러한 치료는 통증과 염증만 줄여준다. 단기적으로는 아픈 것을 완화시켜주지만, 장기적으로는 관절의 마모를 지속시키기 때문에 관절염을 악화시킬 수 있다.

퇴행성관절염의 가장 좋은 치료법은 체중조절과 체중을 싣지 않는 운동이다. 체중은 1~2kg만 빼도 효과를 느낄 수 있지만, 앞으로 올 퇴행성 변화를 감안하면 정상체중까지 꾸준히 감량하는 것이 필요하다. 정상체중은 남자는 자기 신장(m)의 제곱에 22를 곱한 값, 여자는 21을 곱한 값이다. 예를 들어, 신장이 1.59m인 여자의 정상체중은 $(1.59 \times 1.59) \times 21 = 53$으로 53kg이 되는 것이다.

이미 관절에 통증을 느끼거나, 체중이 비만인 사람은 반드시 체중

$$정상체중 = 자신의 \; 신장(m)^2 \times 22 \; \cdots\cdots\cdots\cdots \; 남자$$
$$= 자신의 \; 신장(m)^2 \times 21 \; \cdots\cdots\cdots\cdots \; 여자$$

을 신지 않는 운동을 일주일 전체 운동의 반 이상 해야 한다. 체중을 신지 않는 운동으로 바람직한 것은 수영장 운동(수영 포함), 실제 자전거 타기, 고착된 헬스자전거 타기의 순이다. 수영을 하지 못하는 사람들은 물속 걷기, 물속 제자리뛰기, 개헤엄치기 등으로 시작하는 것이 수영을 배우는 것보다 훨씬 낫다. 머리를 적시거나 귓병을 걱정할 필요가 없기 때문이다. 처음에는 사우나의 냉탕에서 시작해도 좋다. 얕은 물에서 시작해서 점차 가슴까지 차는 물에서 20~30분 걸으면 숨이 차고 몸이 후끈해지는 것을 느끼게 된다.

K씨도 매일 수영장 운동과 평지걷기를 교대로 시행한 지 3개월 만에 4kg의 체중감량과 함께 무릎을 쓰는 데 자신감을 되찾았다. 이제는 산행도 거뜬히 하고 계단을 오르내리는 데에도 전혀 문제가 없다. 물론 어떤 약물이나 건강식품도 사용하지 않는다.

허리가 아파도 운동을 해라

허리가 아프다고 호소하는 사람들을 주변에서 흔히 본다. 우리나라 전체 인구의 약 80%에 해당하는 3,200만 명이 일생 중에 한 번은 허리 통증을 경험한다고 한다. 그렇다 보니 어떤 사람들은 허리 통증을 대수롭지 않게 여기는 반면, 어떤 사람들은 중병에 걸린 것처럼 이 병원 저 병원을 찾아다닌다. 과연 허리 아픔, 요통의 정체는 무엇인가?

흔히 잘못 알고 있는 상식 중 하나가 여성의 경우 허리 통증을 소위 '여성기관'의 문제로 단정짓는 것이다. 그래서 여성들은 허리가 아프면 자궁, 나팔관 등의 염증이나 심지어는 자궁암을 의심하여 산부인과를 찾는다.

그러나 여성기관이 요통의 원인인 경우는 실제로 그리 흔하지 않다. 물론, 여성 생식기에 이상이 있을 때 요통이 생길 수 있는데, 이런 경우는 아랫배가 아프고, 생리통과 냉이 심해지는 등의 증상이 선행되는 것이 보통이다. 또 하나의 잘못된 상식은 허리가 아프면 콩팥이나 방광에 문제가 있다고 생각하는 것이다. 콩팥에 염증이 있거나 요로결석이 있을 때 요통을 동반하는 경우가 있으나 둘 모두 그리 흔한 질환이 아니다.

그렇다면 허리가 아프면 반드시 '디스크'인가? 디스크란 척추와 척추 사이를 연결하는 연골로서 척추에 유연성을 준다. 디스크의 일부가 척추 내의 척수를 간직하는 척수강 쪽으로 돌출하는 경우라도 다 병이 되는 것은 아니고, 이것이 척수에서 나오는 척추 신경다발을 누를 때에만 소위 '디스크 (정확하게는 추간판탈출증)'가 생긴다. 그러나 이러한 추간판탈출증도 실제로는 드문 병으로 전체 요통 환자의 1% 미만에 불과하다. 따라서 처음부터 디스크라고 지레 걱정할 필요는 없다.

그러면 허리가 아픈 진짜 이유는 무엇인가? 대개 남녀를 막론하고 30~40대에는 허리 부위의 힘줄이나 근육이 늘어나거나 몇 가닥이 끊어진 염좌상이 주된 원인이고, 50대에 들어서는 척추 관절의 퇴행성 변화가 흔한 원인이 된다. 어느 경우나 허리를 무리하게 오랫동안 썼음을 의미한다. 특히 주부들은 평범한 집안일이 허리 통증을 유발하는 경우가 많은데, 평소에 운동을 하지 않는 주부들의 신체는 유연하지 못해 조금만 무리해도 허리 근육과 힘줄에 타격을 줄 수 있다. 신체적인 일을 하는 직장인들도 허리를 다치는 경우가 흔하고, 장시간 앉아서 운전하는 사람들도 자세 때문에 쉽게 허리에 부담을 줄 수 있다.

허리 통증은 당해보지 않은 사람은 상상할 수 없을 정도로 고통스럽다. 특히 만성적인 요통은 당사자의 직업, 사회생활, 심지어는 가정생활에까지 영향을 미치기도 한다. 통증이 심하면 우선 허리를 쓰지 말아야 한다. 이는 일을 쉬고 집에서 편안히 누워 있는 것을 의미하는데 침대보다는 방바닥이 좋다. 안정을 취하는 시간은 움직여봐서 통증이 느껴지지 않을 때까지로 대개 3~14일 정도다. 이 기간 동안 제대로 안정하지 못하면, 허리 통증은 만성이 되기 쉽다. 소염제 등으로 통증을 이겨가면서 일을 계속하는 것은 거의 틀림없이 후환을 불러온다.

요통을 예방하기 위해서는 바른 자세를 취하고 지나치게 무거운 것을 들지 말고 하이힐을 신지 않는 등의 허리보호 요령도 중요하지만, 평소에 신체를 유연하게 하고 근육을 튼튼히 하는 운동을 하는 것이 무엇보다 효과적이다. 가장 좋은 운동으로는 몸무게를 경감시키며 하는 운동인 수영이지만 수영이 여의치 않다면 평지나 가파르지 않은 야산을 가볍게 산책하는 것도 좋다. 적어도 1회에 30분 이상 일주일에 3일 이상 해야 효과가 있다. 허리가 아픈 사람이 피해야 할 운동으로는 척추에 충격을 줄 수 있는 달리기, 탁구 · 테니스 · 배드민턴 등과 뛰면서 하는 운동과 계단 오르기 등이다.

여행시에도, 겨울에도 평소와 똑같이 운동해라

많은 환자를 접하는 필자에게 봄은 매년 아쉬움과 탄식의 계절로 돌아온다. 그 동안 혈압 · 혈당 · 콜레스테롤 등이 잘 조절되었던 환자들이 겨울만 지나고 나면 각각 10~30이나 수치가 늘어서 오기 때문이다. 게다가 체중까지 2~3kg 늘어 있는 경우가 대부분이다. 혹시 복용하던 약이 잘 안 들어서인가 하고 의심해보았지만 원인은 다른 데 있었다. 그 동안 꾸준히 해왔던 운동을 중단했기 때문이다.

왜 늘 운동을 하던 사람들이 겨울철에는 그만두는 것일까? 가장 큰 이유는 TV에서 보여주는 겨울철 운동에 대한 그릇된 정보 때문이다. 겨울철이 되면 TV는 으레 새벽에 산에 올라갔다가 뇌졸중이나 심장마비가 온 사례를 보여주면서 특히 추운 날씨에 운동하는 것은 위험할 수 있다고 경고한다. 이러한 광경을 연속해서 들으면 누구나 불안감을 느끼게 되고, 늘 하던 운동을 중단해도 되는 '훌륭한' 구실을 갖게 되는 것이다. 사실 등산을 하다가 뇌졸중이나 심장병이 발생하는 것은 철을 가리지 않으며, 꼭 등산이 아니더라도 일상생활에서 더 많이 발생한다.

겨울철에 뇌졸중의 발생이 더 늘기는 하지만 반드시 추운 날 운동을 했기 때문은 아니다. 뇌졸중이나 심장병은 그럴 요인을 가진 사람들이 적응되지 않은 환경에 노출되었을 때 더 많이 발생할 위험성이 있다. 즉, 추위에 잘 적응되지 않았던 사람이 갑자기 추위에 노출되었다든가, 운동을 하지 않던 사람이 갑자기 심한 운동을 시작했다든가 하는 경우이다. 항상 운동을 하고 날씨에 잘 적응한 사람들은 추위 속의 운동이 오히려 적응능력을 키우는 기회가 된다.

겨울철에 운동을 하지 않는 다른 이유로는 사실 추위가 운동하기에 조금은 불편하고, 특히 겨울철 등산의 경우에는 미끄러지거나 넘어지는 등 부상의 위험이 커지기 때문이다. 따라서 겨울에는 등산보다 학교 운동장과 공원 같은 평지에서의 운동이 적절하다. 혹자는 추우면 실내에서 운동하라고 권하지만 저자는 가급적 추위를 직접 맞으라고 권한다. 내몸이 잘 견디는 온도의 폭이 넓을수록 몸은 더 강해진다. 나쁜 환경이라고 피해가는 것보다는 추위는 추위대로 즐기고 더위는 더위대로 즐길 수 있어야 한다. 추위를 무서워하고 더위를 싫어하는 사람일수록 감기도 더 잘 걸리고 허약한 체질이 된다.

겨울철에 운동하는 요령을 굳이 꼽는다면 두꺼운 옷 한 벌을 입기보다는 얇은 옷 두세 벌을 겹쳐 입는 것이다. 땀이 나면 벗었다가 다시 입을 수 있기 때문이다. 추위에 많이 노출되는 손발이나 머리, 귀 등은 충분한 방한이 필요하다. 산행의 경우 보통 때는 운동화로 충분했더라도 겨울철에는 미끄러짐을 방지하는 등산화가 필수적이다.

준비운동과 마무리운동은 근육경련을 예방하기 위해 빠뜨리지 않는 것이 좋다.

2~3개월의 겨울철에 일어나는 위와 같은 현상을 1~2주 해외여행을 한 사람들에게도 종종 보게 된다. 해외여행 때 운동을 지속하는 사람들이 거의 없으며, 아무래도 더 많이 먹게 되기 때문이다. 여행 자체가 20%의 체력을 소모시킬 뿐만 아니라 바쁜 여행 일정은 힘들게 운동할 체력을 전혀 남겨놓지 않는다. 이런 상황에서 대부분의 사람들은 잘 먹어야 한다고 믿기 때문에 더 많이 먹게 되는 악순환이 벌어진다. 또한 대부분의 단체여행은 먹는 것을 관광의 중요 부분으로 제공한다. 그래서 여행에서 돌아오면 피로감과 함께 2~3kg의 체중증가라는 특별 선물을 한아름 안고 오게 되는 것이다.

일단 운동은 언제 어디서나 밥을 꼬박꼬박 챙겨 먹듯이 거르지 않는다는 생각을 가져야 한다. 이번에는 어디서 무엇을 먹을까에 항상 관심을 기울이듯이 오늘은 무슨 운동으로 30분이라는 권장량을 채울까 고민해야 한다. 다양한 음식이 삶의 기쁨이 되듯이 다양한 운동은 삶의 활력소가 된다. 저자는 여행을 떠날 때 반드시 챙기는 두 가지가 있다. 바로 운동화와 수영복이다. 복장은 평소대로 해도 상관없지만 이 두 가지가 없으면 실제로 할 수 있는 운동에 상당히 제한을 받는다. 수영복을 가지고 다닌다고 수영을 잘하는 것은 아니다. 물속걷기건 개헤엄이건 숨이 약간 찰 정도로 물장구를 치기만 하면 되는 것이다.

반신욕 1개월 후에는 운동으로 바꿔라

한 TV의 건강 프로그램에서 반신욕의 효능을 과장되게 방영한 이후 불어닥쳤던 반신욕 열풍은 1년이 지난 요즈음 상당히 수그러든 것 같다. 그 붐이 일었던 초기에는 목욕탕에 가보면 욕탕에 몸을 반만 담그고 있는 사람들이 거의 대부분이었지만 요즈음은 한두 사람 눈에 띌 정도로 줄어들었다. 반신욕을 꽤 해보았던 사람들은 그 효과가 별로였다는 것을 체험을 통해서 알게 되었던 것이다.

　반신욕을 하면서 몸의 변화를 느끼기까지, 즉 물에 담그지 않은 상반신에서 땀이 나기 시작하고 몸이 훈훈해지기까지는 약 20~30분 정도가 걸린다. 이런 몸의 반응은 다른 방법으로는 잘 경험할 수 없다는 이유 때문에 반신욕 옹호자들은 이를 반신욕의 혈행 개선 및 냉기 개선 효과라고 하며 전신욕이나 사우나 등으로는 성취할 수 없다고 주장한다. 그러나 그것은 사실이 아니다. 전신을 물에 담그고 10분 이상만 앉아 있어 보라. 거의 비슷한 몸의 변화를 느끼게 된다. 그렇게 느끼지 못했다면 탕 속에서 그만큼 시간을 보내지 않았기 때문이다. 사우나에서 땀을 내는 것도 거의 같은 효과를 낸다. 다만 전신에서 땀이 나기 때문에 반신욕처럼 상하가 대비되는 차이를 못 느낄 뿐이다. 기존 목욕방법 중에 반신욕과 비슷한 반응을 보이는 것으로는 온냉교대욕을 들 수 있다. 온냉교대욕은 짧은 시간에 반신욕과 똑같은 효과를 낼 수 있다.

　반신욕으로 살을 뺀다는 것은 어불성설이다. 첫 1개월에 1~2kg 정도의 체중변화가 있을 수 있으나, 이것은 대부분 땀과 변으로 수분이 배출되었기 때문이지 몸의 지방이 빠져나갔기 때문은 아니다. 따라서 첫 1개월 후에는 아무리 반신욕을 지속해도 체중변화가 없는 것이다. 반신욕으로 당뇨가 좋아진다는 주장도 같은 이유에서 받아들여질 수 없다. 반신욕으로 상반신과 하반신 사이의 온도 차이를 줄이는 것은 아무리 하반신을 보호한다고 해도 그 효과가 그리 오래 지속되지 않는다. 인체에서 상반신과 하반신의 온도 차이가 나는 것은 생리적인 현상이다. 이를 외적인 가열과 보온에 의해 줄인다는 것은 오히려 우리 신체의 정상적인 생리기능을 역행하는 것이다.

그렇다면 반신욕의 가장 근본적인 효과는 무엇일까? 휴식이다. 하루 30분간의 반신욕은 근육 긴장완화와 함께 편안함을 제공한다. 또한 30분 동안 물 속에 가만히 앉아 있는 것은 바쁘게 살아가는 현대인들에게 스트레스를 줄이고 마음을 안정시키는 훈련이 될 수 있다. 즉, 반신욕은 능동적인 휴식법인 셈이다. 그러나 이러한 반신욕의 효과는 일주일에 3~4회씩 1개월 동안 지속하고 나면 거의 수명을 다하게 된다. 시작할 때 몸의 새로운 경험과 효과에 대한 기대감은 30분이 짧다고 느껴지지만 시간이 지날수록 이 시간은 점점 길게 느껴진다.

반신욕으로 1개월 이상 휴식을 취한 사람들이 해야 할 다음 행동은 운동으로 전환하는 것이다. 사실 휴식 없이 시작하는 운동은 체력 증강보다는 소모를 초래하기 때문에 한 달간의 반신욕은 운동을 시작하기에 충분한 준비기간이 된 셈이다. 운동 시간은 반신욕 시간과 마찬가지로 30분이면 충분하다. 시간을 늘리지 말고 운동강도만 서서히 늘려가면 반신욕으로는 도저히 얻을 수 없는 안녕감 · 자신감 · 체력상승 · 체중감량 등의 효과를 얻게 된다. 가만히 앉아서 따뜻한 물이 내몸의 문제를 해결해줄 것이라 기대하는 것과 수고해서 내몸의 체력을 스스로 강화하는 것 사이에는 분명한 차이가 있다. 시간 여유가 된다면 반신욕도 하고 운동도 하는 것은 그리 손해될 것이 없다. 그러나 운동은 하지 않고 반신욕만 고집하는 것은 분명 바보짓이다.

운동만으로는 살을 뺄 수 없다

L씨는 45세 된 직장인으로 신장 174cm에 체중은 80kg인 비만자다. 체질량지수도 26.4로 비만에 해당되며, 이미 비만의 합병증인 고혈압과 고지혈증을 가지고 있다. 그 동안 직장일로 건강관리에 소홀했다는 것을 인정한 L씨는 이제부터 체중을 빼겠다고 다짐하고 매일 한 시간씩 등산을 하기 시작했다. 두 달 후 L씨는 체력이 좋아졌음을 스스로 느끼게 되었고 혈압과 콜레스테롤 수치도 약간씩 떨어졌지만, 체중이 조금도 변하지 않은 것에 대해 내심 당황했다.

대체로 35세가 지나면 운동만으로 살을 빼기는 거의 불가능하다. 식생활과 소모하는 활동량을 살펴보면 그리 이해하지 못할 일도 아니다. 먼저 운동으로 소모되는 에너지를 살펴보자. 35분간 2.8km 걷기, 30분간 8km 자전거 타기, 15분간 줄넘기 하기, 15분간 계단 오르기, 15분간 2.4km 달리기 등이 모두 150kcal의 에너지밖에 사용하지 않는다. L씨가 등산에 소모하는 에너지도 200~300kcal에 불과한 것이다. 헬스클럽의 런닝머신에는 운동하면서 소모한 칼로리를 표시해주는 기능이 있는데, 한번 시험해보라. 할 수 있는 만큼 최대한으로 걷고 달려도 300kcal 넘기가 쉽지 않을 것이다. 더구나 런닝머신의 칼로리 계산은 실제보다 높게 나오는 경향이 있다.

우리 몸의 체중은 섭취한 칼로리와 소모한 칼로리의 차이에 따라 결정된다. 섭취한 칼로리가 많으면 살이 찌고, 소모한 칼로리가 많으면 살이 빠지는 간단한 이치다. 체중 1g은 약 7kcal에 해당한다. 하루에 300kcal를 더 소모한다고 하더라도 이는 약 40g에 불과하고 한 달 내내 1.2kg을 줄이는 효과밖에 없다. 체중감량의 적정속도인 월 2kg을 빼기 위해서는 매일 약 500kcal 정도가 더 소모되어야 하는데, 이 정도를 운동으로 소모할 수 있는 사람은 거의 없다고 해도 과언이 아니다.

L씨는 운동을 해서 식욕은 좋아졌지만 그다지 더 먹은 것도 없다고 강조한다. 그러나 산을 내려오면서 마시는 맥주나 콜라 한 캔의 맛은 매우 좋았다고 털어놓았다. 콜라 한 캔에는 95kcal가 들어 있고 맥주 1캔에는 150kcal가 들어 있다. 우리가 무심코 먹는 적은 양의 음식에도 많은 칼로리가 들어 있는 경우가 허다하다.

밥 한 공기에는 300kcal가, 조그만 떡 하나, 인스턴트 커피 한 잔에는 각각 60kcal 정도가, 아이스크림 하나와 초콜릿바 하나에는 각각 300kcal 정도가, 새우깡 한 봉지에는 445kcal가 들어 있다. 기름에 부친 전 하나, 튀김 하나도 200kcal 정도는 너끈히 넘는다. 평소에 먹는 음식을 통해 얻어지는 칼로리는 운동으로 소모하는 칼로리를 쉽게 상회하는 것이다.

20대와 30대 초반에는 운동을 하면 그래도 체중조절이 잘 되는 편이지만 나이를 먹으면 왜 잘 안 되는 것일까? 그것은 우리 몸이 서서히 더 먹는 데는 익숙해지고 활동량은 줄어들기 때문이다. 직장에서 중견 이상이 되면 현장에서 뛰는 일은 줄어들고 책상에 앉아서 처리하는 일이 늘어난다. 관리와 접대가 잦아지면서 회식 횟수가 늘어나 먹는 음식도 점점 고칼로리식으로 바뀐다. 이렇게 해서 살이 불기 시작하면 우리의 몸은 점점 무거워져 활동량은 줄게 되고, 기운이 없는 것이 영양소가 부족해서라고 생각하여 보양식을 찾는 악순환을 거듭하는 것이다.

한편으론 이런 악순환이 거듭되는 것은 한국인이 음식에 특별한 의미를 부여하기 때문인 것 같다. 운동은 더하라고 하면 고생스러워도 쉽게 받아들이지만, 먹는 것을 줄이라고 하면 "먹는 재미도 없이 무슨 낙으로 인생을 사느냐?"고 바로 볼멘소리를 한다. 좋은 곳에 가서 좋은 음식을 먹는 것을 인생의 즐거움으로 삼아왔던 사람들에게 그것을 빼앗는 것은 결코 쉬운 일이 아니다.

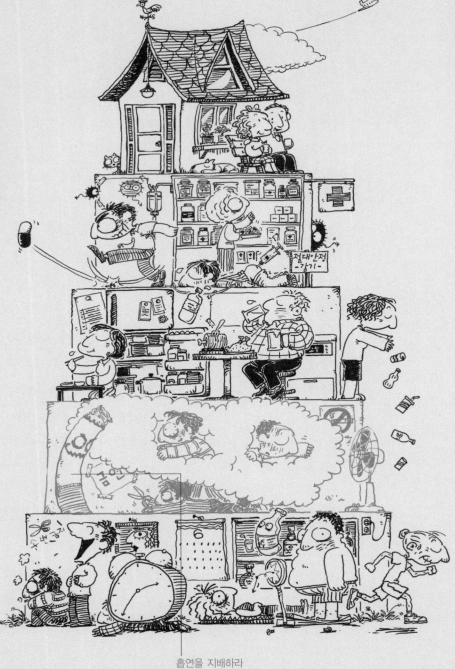

흡연을 지배하라

담배가 스트레스를 일으킨다
담배를 피우지 않고도 담배가 주는 위안을 얻는 10가지 방법
담배 5개비가 체중 5kg보다 훨씬 나쁘다
스스로 하는 7주 금연법
·제1주 _ 금연선언 ·제2주 _ 습관 바꾸기
·제3주 _ 니코틴 중독의 고통에서 해방 ·제4주 _ 신선한 공기와 시원한 가슴
·제5주 _ 입맛과 체중의 회복 ·제6주 _ 윤기 있는 피부, 활기찬 인생
·제7주 _ 또 다른 삶, 또 다른 친구

흡연을 지배하라

담배가 스트레스를 일으킨다

M씨는 40대 초반의 중견 남자 탤런트다. 담배를 피워온 지가 벌써 20년 가까이 되었다. 주변 사람들과 필자의 권유에도 불구하고 담배를 끊을 생각이 없다고 한다. 담배는 자신이 겪는 스트레스에 가장 좋은 해소책이라는 것이다. 요즈음에는 4~5개비 줄담배를 피워야 스트레스의 중압감에서 벗어날 수 있다고 한다. N씨는 55세의 남성 직장인이다. N씨도 흡연자로서 필자에게 건강진단 등 10년 넘게 진료를 받아왔다. M씨와 마찬가지 이유로 담배 끊기를 거부했던 N씨는 올해 초 실시한 검사에서 폐암이 발견되었다.

담배를 끊지 못하는 가장 큰 이유는 담배가 스트레스를 해소시켜 주기 때문이라는 것이다. 실제로 흡연자들은 상당한 긴장상태에 있다가 담배를 피우면 긴장감이 풀리면서 몸이 가뿐해짐을 느낀다. 생각이 잘 안 풀리거나 기억이 잘 안 날 때 담배 한 개비 피워물면 감쪽같이 머리회전이 되기 시작한다. 우울하고 불안할 때도 담배는 언제나 자신을 위로해주고 안정시켜주는 친구가 된다. 그러니 이보다 더 좋은 스트레스 해소책을 어디서 찾을 수 있을까? 건강에 좀 해가 되더라도 '짧고 굵게' 살면 된다고 자위한다.

여기서 흡연자들이 애써 모른 척하는 사실이 하나 있다. 애당초 왜 긴장하게 되었고, 왜 생각이 잘 안 풀리게 되었으며, 왜 우울해지고 불안해졌을까에 대해서는 생각해보려 하지 않는다는 것이다. 물론 자신이 하는 일, 처한 상황 등 외부적인 스트레스 요인이 자신을 그렇게 만든다고 대답하는 사람도 있다. 그러나 그렇지 않다. 같은 일, 같은 상황에서 비흡연자들은 흡연자만큼 긴장하지 않으며, 생각이 잘 안 풀리지도 않고, 우울해지거나 불안해지지도 않는다. 이러한 증세를 일으키는 원인은 다름 아닌 니코틴 부족증 때문이며 바로 담배에 중독되었기 때문이다. 장기간 담배를 피우다 보면 니코틴이 자신의 몸을 지배하게 되어, 몸에 니코틴이 떨어지면 여러 힘든 증세를 만들어낸다. 이럴 때 담배 한 개비를 피우면 이런 증세를 마치 마약같이 없애주기 때문에 흡연의 유혹에 넘어가지 않는 사람이 별로 없다. 담배야말로 세상에서 가장 교묘한 사기꾼인 셈이다.

담배가 스트레스를 일으키는 또 하나의 이유는 바로 끊을 때 나타나는 금단증상 때문이다. 니코틴 중독의 금단증상 가운데 신체증상으로는 오심·두통·근육통·변비·설사·식욕증대 등을 들 수 있고, 정신증상으로는 불안·불면증·집중력 감소·건망증·시간인지력 장애·흡연갈망 등을 들 수 있다. 이러한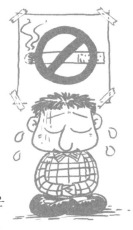
금단증상은 흡연량과는 무관하여 적게 피는 사
람에게도 올 수 있다. 보통 저녁에 증세가 가장
심해지며, 금연 후 2~4일에 최고조에 달했다
가 대개 2주간 지속된다.

흡연자들이 흔히 생각하는 또 하나의 착각은
"자신은 마음만 먹으면 담배를 끊을 수 있다"
는 것이다. 그러나 그렇게 말하는 사람 대부분은
니코틴 중독의 무서움을 경험해보지 못한 사람들
이다. 한번 담배 끊기를 시도해 금단증상과 흡연 갈망을 겪어본 사
람들은 이후 그런 자신감을 처참하게 잃게 된다. 담배는 카페인, 마
리화나는 물론 술과 히로뽕보다 더 강한 중독성을 가지고 있으며,
헤로인·코카인·모르핀·아편만이 담배보다 중독성이 강하다. 흡
연자들은 속으로는 금단증상의 고통과 흡연갈망이 절대 없어지지
않을 것이라는 두려움을 느끼고 있지만, 겉으로는 약간의 건강악화
가 담배를 끊는 스트레스보다는 낫다고 흡연을 합리화한다. 이러한
상태가 되면 처음에 담배가 가져다주었던 즐거움은 사라지고 금연
을 해야 하는 당위감과 할 수 없다는 무력감 속에서 새로운 스트레
스가 가중되는 것이다.

담배를 안 끊겠다는 주장은 사실 니코틴에 지배당한 몸이 내는 목
소리이며, 금단증상을 이기지 못하는 패배주의의 결과다. 많은 사람
들이 담배는 남의 도움을 받지 않고 스스로 끊어야 한다고 주장한
다. 이 주장에는 사실 자신은 끊을 수 없다는 무력감이 숨겨져 있다.

어쨌거나 금연을 스스로 시도한 사람들 중 95%가 실패한다. 그럴 때마다 담배는 '거 봐, 너는 나 없으면 못 살아! 내가 잘해줄 테니까 괜히 고생하지 마' 하며 위로한다. 담배를 끊는 가장 쉬운 방법은 금연치료제를 복용하는 것이다. 대체로 처방에 의해서 2개월만 복용하면 금연하려는 노력 없이도, 금단증상의 고통 없이도 담배를 쉽게 끊을 수 있게 된다.

담배를 피우지 않고도 담배가 주는 위안을 얻는 10가지 방법

담배는 단 한 개비를 피워도 건강에 영향을 준다. 물론 한 개비의 담배가 바로 암 · 뇌졸중 · 심장병을 일으키지는 않지만, 신체의 여러 장기를 해치고 기능을 떨어뜨린다. 그 중 하나가 남성의 발기부전이다. 담배 속의 니코틴과 여러 위해 물질들은 남성성기로 가는 혈관을 수축시킬 뿐만 아니라 동맥경화를 일으킨다. 성기에 혈액이 잘 공급되지 않는 것이 바로 발기부전이다.

10년 이상 담배를 피운 사람들은 담배로부터 많은 위안을 받아왔 겠지만, 이제는 선택의 여지가 없다. 그 위안을 다른 데에서 찾아야 한다. 여기에 담배가 주는 것 이상으로 위안을 얻을 수 있는 10가지 방법이 있다.

첫째, 담배는 나의 집중력과 일 수행력을 높여주었다.

》》 흡연을 함으로써 니코틴 부족으로 떨어졌던 능력을 원래 상태로 되돌렸을 뿐이지, 담배가 내 능력을 근본적으로 상승시킨 것은

아니다. 스트레스 관리법과 운동, 요가 등은 실질적으로 집중력과 일 수행력을 원래의 내 능력 이상으로 상승시킨다.

둘째, 담배는 나의 신체적·정신적 통증을 견디는 데 도움을 주었다.

〉〉〉 통증을 낮추려고만 하면 통증은 그림자같이 따라다니며 나를 더 괴롭힌다. 진통제를 사용하는 사람들은 10년 후에도 진통제를 사용하게 되며, 지금보다 더 많은 양을 사용하게 된다는 연구 결과가 이를 뒷받침한다. 통증을 치료하는 방법은 먼저 신체적이건 정신적이건 그 원인을 알아야 하고, 원인을 알면 내몸을 개혁할 계기를 갖게 되어 통증을 근본적으로 치료할 수 있다.

셋째, 담배는 내 분노와 한을 달래주었다.

〉〉〉 담배의 니코틴은 분노와 관련된 뇌 변연계의 활성을 사실상 감소시킨다. 분노를 일으키는 상황은 바꿀 수 없더라도 그 상황에 대한 내몸의 반응은 바꿀 수 있다. 스트레스 관리법은 화와 한의 근원을 찾아서 그 뿌리를 바꾸게 한다.

넷째, 담배는 내 손을 심심하지 않게 해주었다.

〉〉〉 손이 심심해서 담배에 손이 간다는 사람이 의외로 많다. 심심하면 잠시 동안 손을 다른 데 쓰면 된다. 커피타기·게임하기·정리하기·청소하기 등이다. 손을 써서 하는 행동 중에는 아령들기·팔굽혀펴기처럼 간단한 운동으로 연결될 수 있는 것들도 많다.

다섯째, 담배는 내 인생은 내가 책임진다는 느낌을 강화해주었다.

〉〉〉 담배를 끊을까 말까도 통제하지 못하는 상황에서 흡연이 주는 것은 자기통제가 아니라 자기통제에 대한 망상이다. 건강하고 강한

몸을 만드는 선택을 할 만큼 자신의 몸을 돌보는 것이야말로 건강과 참된 삶에 대한 책임감과 통제력을 길러준다.

여섯째, 담배는 잠깐 물러서서 나를 되돌아보게 해주었다.

≫ 매일 혼자 있는 시간을 조금이라도 만드는 것은 나 자신에게 큰 도움을 준다. 담배를 피우는 대신 짧은 시간의 산책, 계단 오르내리기, 심호흡 등은 자기 자신을 되돌아보는 시간을 주는 동시에 건강을 강화시킨다.

일곱째, 담배는 나를 안정시켰고, 스트레스에 대처하도록 도와주었다.

≫ 내가 받은 스트레스와 불안감은 상당 부분 담배가 일으킨 것이다. 니코틴 부족이 내몸을 더 예민하게 만들었기 때문이다. 스트레스 관리법은 스트레스의 근본적인 원인인 외로움, 불행, 억눌림 등을 담배를 피워 해결하는 것이 아니라 당당하게 맞서게 한다.

여덟째, 담배는 나의 친구다.

≫ 담배를 끊은 사람과 새로운 관계를 만들고, 다른 사람들과의 의사소통을 원활히 하는 법을 배우는 것이 더 의미있고 진정한 인간관계를 유지하는 방법이다.

아홉째, 담배는 나의 사회적 완충장치다.

≫ 대부분의 흡연자가 느끼듯이 담배를 피울 수 있는 공공장소는 점점 좁아지고 있다. 좁은 공간에서 담배를 피우면서 스트레스에 억눌린 사회관계만 고집하지 말고 더 넓은 공간에서 더 많은 사람들과 쉽게 만날 수 있고, 의미있는 대화를 나눌 수 있는 기회를 놓치지 마라.

열째, 담배는 체중조절을 도와주었다.

≫ 담배가 해준 것은 자신의 원래 체중을 담배를 피우는 만큼 감소시킨 것에 불과하다. 담배를 끊으면 자신의 원래 체중은 금방 회복된다. 담배 없이 줄이는 것이 진짜 체중조절이며, 체중조절을 통해 얻을 수 있는 건강상의 이익을 모두 누리게 된다. 담배 5개비를 피우는 것은 살 5kg을 찌우는 것보다 훨씬 건강에 나쁘다.

담배 5개비가 체중 5kg보다 훨씬 나쁘다

담배끊기를 꺼리거나 끊었다가도 실패하는 사람들의 변명 중 하나는 체중이 는다는 것이다. 체중이 느니까 숨이 차고 거북하며 건강이 오히려 더 나빠지는 것 같다고 말한다. 실제로 금연자를 조사해 본 결과 평균 3~5kg의 체중증가가 보고되었다. 금연 후 체중이 증가하는 이유는 간단하다. 담배를 피우는 동안에는 인체에 흡수된 담배 연기 속의 여러 가지 물질, 특히 일산화탄소가 신체대사를 감소시켜 체중 증가를 억제시켜왔는데 금연은 그것을 원래의 상태로 되돌리기 때문이다. 따라서 금연 후의 체중증가는 증가라기보다 원래 체중의 회복으로 보는 것이 옳다. 단지 몸무게가 느는 속도가 금연 후 2~3개월 내의 단기간이라 체중 변화가 느껴지는 것이다.

단기간의 체중증가는 흔히 몇 가지 신체증상을 동반한다. 위에서 든 증세 외에도 식욕을 억제할 수 없다든가 다리통증이 심해지는 증상이 생길 수 있다. 이러다가 다시 담배를 피우면 체중은 거짓말같이 다시 줄어들고, 위의 증세가 사라져 담배를 피울 수밖에 없다는 자기합리화에 빠지게 된다.

흡연과 비만은 둘 다 건강에 대한 중대한 위험요소임에 틀림없다. 흡연은 특히 뇌졸중·암·심장병·호흡기질환의 원인이 되며, 비만은 당뇨병·고혈압·퇴행성관절염 등의 원인이 된다. 이 둘 사이의 위험 정도를 비교해보면 얼마나 차이가 날까? 한마디로 거의 비교가 안 된다. 예로 담배 5개비의 건강상 위해는 5kg 체중증가의 거의 100배에 이른다. 체중증가 운운하며 흡연을 지속하는 것이야말로 어리석기 짝이 없는 행동이다. 금연 후의 체중증가는 적절한 운동과 식이요법으로 예방할 수 있으며, 설사 예방이 안 되더라도 일단 금연을 성공시킨 후 걱정해도 전혀 늦지 않다.

스스로 하는 7주 금연법

7주에 걸쳐 금연을 실행하는 방법은 다음과 같이 4단계로 나뉜다.

1. 금연준비기(2주): 금연을 준비하는 시기로 실천과제를 성취하면 금연성공 가능성이 매우 높아짐.
2. 금연일: 실제로 금연을 실천하는 날.
3. 금단증상기(2주): 금연 후 금단증상의 고통을 겪는 시기.
4. 금연유지기(3주): 금연을 유지하고, 금연 후 얻게 되는 건강의 회복과 새로운 삶을 경험하게 되는 시기.

각 주마다 1~7일에 걸쳐 금연을 준비하는 지침, 금연 후 신체에 오는 변화, 이의 대처방법이 제시된다.

제1주 금연선언

제1일 앞으로 2주 후인 ○월 ○일로 금연일을 정한다.

금연일은 자신 또는 아내의 생일, 결혼기념일 또는 세계 금연의 날(5월 31일) 등 특별한 날로 정한다. 5년 이상 담배를 피운 사람에게는 흡연이 거의 생활의 일부분이 되어 있다. 따라서 금연을 하는 것은 인생의 중요한 전환점이 된다.

제2일 백지 두 장에 친필로 '2005년 ○월 ○일은 금연일' 또는 '2005년 ○월 ○일로부터 금연하겠음'이라고 써서 자기집 거실과 사무실에 각각 붙인다.

흡연을 유지하는 원동력이 흡연의 사회성이고, 금연에 실패하는 가장 큰 이유 중 하나가 주위 흡연자들에 의한 사회적 압력이다. 따라서 자신의 금연 계획을 공개하는 것은 금연에 대한 의지를 확실하게 하고, 주위 사람들의 도움을 받기 위한 효과적인 방법이다.

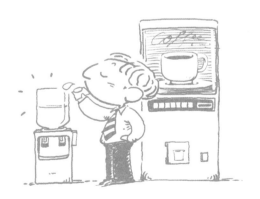

제3일 커피 등 카페인 음료를 녹차, 요구르트, 주스 등으로 바꾸고 평소보다 한두 컵 정도 수분섭취를 늘린다.

알코올·니코틴·카페인은 모두 중독성 물질로서 하나가 다른 것을 부르는 경향이 있다. 금연을 하는 7주간은 카페인 음료를 줄이는 것이 도움이 되며, 수분을 많이 섭취하면 신체 내의 니코틴을 희석시켜 니코틴 중독에서 쉽게 벗어나게 해준다.

제4일 술 약속이 들어오면 거부하거나 7주 뒤로 미룬다.

한국 남성들이 금연에 실패하는 가장 흔한 이유가 음주다. 알코올은 그 자체가 중독성 물질로서 니코틴을 불러올 뿐만 아니라, 술자리에서 흡연을 하는 분위기는 대부분의 금연 시도를 무력화시킨다.

제5일 앞으로 7주간 휴식 및 수면시간을 10% 이상 늘린다.

스트레스와 피로에 지친 몸은 술 못지않게 니코틴을 유혹한다. 금연을 하는 7주간은 가급적 스트레스를 줄이고, 평소보다 의도적으로 휴식과 수면시간을 늘리는 것이 좋다. 단지 아무 일도 하지 않는 수동적 휴식보다 금연과 건강회복이라는 목표 달성을 위한 능동적 휴식이 더 효과적이다.

제6일 주 3~5회, 1회 20~30분씩 숨찬 운동을 시작한다.

운동은 스트레스를 개선시키고, 금단증상을 감소시킨다. 땀이 나는 운동보다는 숨찬 운동이 좋고 주말에 몰아서 하는 것보다는 매일 조금씩 나누어서 하는 것이 더 효과적이다. 처음 시작하는 사람이라면 저녁식사 후 산책 정도로도 충분하다.

제7일 주위 사람들에게 담배와 멀어질 수 있도록 협조해달라고 도움을 청한다. 가족과 주위 사람들의 도움은 금연 성공에 매우 효과적임이 여러 연구에서 밝혀졌다. 도움을 요청하면 의외로 가족과 주위 사람들이 나를 얼마나 아끼고 있는지를 확인하게 된다.

제2주 습관바꾸기

제1일 흡연량을 금연일까지 하루 7개비로 줄이기 시작한다.

스트레스가 매우 많거나, 니코틴중독이 아주 심한 경우가 아니라면 하루 7개비와 그 이상의 흡연 사이에 큰 차이를 느끼지 못한다. 매일 그 전날보다 하루 1~2개비 덜 핀다고 생각하면 쉽게 하루 7개비로 줄일 수 있다.

제2일 담배의 종류를 저니코틴으로 바꾼다.

흡연량을 줄이는 것과 마찬가지로 저니코틴 담배로 니코틴의 흡수량을 줄이면, 그만큼 금단증상에 대처하기 쉬워진다. 단, 저니코틴담배로 바꾼 후 원래의 신체 니코틴량을 유지하기 위해 더 깊게 빨아들이거나 개비 수를 늘리려는 경향을 경계해야 한다.

제3일 왼손으로만 담배를 피운다.

오른손으로만 담배를 피우던 사람이 왼손으로 담배를 피우면 그만큼 흡연을 의식하게 되어 자동적 흡연습관에서 벗어날 수 있다. 왼손으로만 피우던 사람은 물론 오른손으로 바꾸면 된다.

제4일 라이터나 성냥을 가지고 다니지 않는다.

라이터나 성냥이 없으면 다른 사람에게 빌리거나 찾아다니게 되어 다시 한 번 흡연을 의식하게 된다. 좀더 적극적으로는 라이터나 성냥은 가지고 다니되 담배를 가지고 다니지 않는 것도 효과적인 방법이다.

제5일 담배를 왼쪽 주머니로 옮겨 넣고 다닌다.

흡연자는 대개 웃옷 오른쪽 주머니나 와이셔츠 왼쪽 주머니에 담배나 라이터를 넣고 다닌다. 이를 왼쪽 주머니에 넣으면, 무의식적으로 담배가 입에 물려지는 횟수가 줄게 된다.

제6일 은단·껌·사탕 등을 항상 주머니에 넣고 다닌다.

흡연자의 손과 입은 담배를 잡고 빠는 동작에 익숙해 있다. 그래서 손에 담배가 들려 있지 않으면 항상 무언가를 찾게 된다. 은단·껌·사탕 등은 좋은 대용품이 될 수 있으며, 담배파이프나 플라스틱으로 만들어진 담배모형, 심지어는 볼펜을 물고 있는 것도 도움이 된다. 손이 심심하면 호두나 조약돌을 쥐고 있어도 된다.

제7일 담배를 피우는 사람을 멀리하기 시작한다.

흡연자와의 만남은 자신의 흡연습관을 촉발시킬 뿐만 아니라, 금연 시도에서 생기는 관계의 어색함, 더 나아가서는 흡연 권유를 뿌리칠 수 없는 상황 때문에 금연 실패의 큰 이유가 된다. 금연하는 7주간만 흡연자와의 만남을 최소화할 수 있다면 금연 성공률은 매우 높아진다.

제3주   니코틴 중독의 고통에서 해방

제1일 금연일

집·사무실·승용차에 있던 담배·성냥·라이터·재떨이 등을 모두 버리고 실제로 금연을 실시한다. 아침에는 담배 냄새가 배지 않은 세탁한 새옷을 입고 출근하고, 일을 끝낸 저녁에는 영화나 음악회에 간다.

제2일 금단증상의 시작

니코틴패치나 니코틴껌 등 니코틴 대체제를 사용한다. 금단증상의 정신증상으로는 흡연갈망, 불안, 불면증, 집중력 감소, 건망증, 감정의 급격한 변화, 시간 인지력 장애 등이 있고 신체증상으로는 오심, 두통, 현기증, 팔다리 저림, 근육통, 변비, 설사, 기침 증가, 입마름증과 갈증, 식욕증대 등이 있다. 금연 후 2~4일이 가장 심하고 1주 후부터는 감소하기 시작하여 총 2주간 지속된다. 보통 저녁에 증세가 가장 심해지고, 적게 피우는 사람이라도 금단증상이 있을 수 있다.

제3일 금단증상의 최고조-5일 고난의 시작

금단증상은 금연 3일째 최고조가 되고 이후 5일간 지속되다가 좋아지기 시작한다. 많은 금연시도가 작심 3일이 되는 이유가 바로 여기에 있다. 니코틴대체제를 사용하면서 흡연 충동이 오면 냉수를 한 잔 들이키고 손을 씻거나 세수를 하면 도움이 되고 심호흡을 10회 하는 것도 좋다. 식후 바로 담배를 피우던 사람은 흡연 대신 양치질을 하면 효과적이다.

제4일 오늘도 어제 같을까?-5일 고난 중 제2일

길고 길었던 어제와 마찬가지로 오늘도 고난은 연속된다. 어제보다는 좀더 효과적인 방법으로 흡연충동을 막지 않으면 실패할 것 같은 예감이 든다. 간단하지만 효과적인 방법으로 아침에 손목에 고무줄을 차고 출근하는 방법이 있다. 담배가 피우고 싶거나, 금단증상이 심해지기 시작하면 한 번씩 고무줄을 잡아당겨 튕긴다. 매우 효과적이다.

제5일 '한 개비는 괜찮겠지'—5일 고난 중 제3일

이틀 동안 혼비백산할 정도로 고생하고 아침에 일어나 보면, 이번에는 내 마음속의 악마가 "한 개비, 아니 한 모금은 괜찮아!" 하고 유혹하기 시작한다. 이제야말로 자기와의 싸움이 시작되는 것이다.

제6일 금단증상의 내리막길—5일 고난 중 제4일

금단증상은 같은 정도로 지속되더라도 3일 정도를 버티고 나면 어느 정도 자신감이 생기기 시작한다. 흡연충동이 생겨도 차를 마시거나 얼음을 입에 넣거나 사탕을 먹는 것으로 해결할 수 있게 된다.

제7일 승리를 바라보면서—5일 고난 중 마지막 날

고통의 마지막 날 아침, 내일은 오늘 같지 않게 된다. 니코틴 중독에서 벗어날 수 있다는 자신감은 점점 커지고 음악을 듣는 것으로도 충분히 흡연충동을 극복할 수 있다. 물론 지난 3일간 대처해왔던 방법들도 이제는 익숙해져 어렵지 않다.

제4주 신선한 공기와 시원한 가슴

제1일 혈중 일산화탄소 결합 헤모글로빈 농도가 평균 5%에서 1% 이하로 감소하고 혈중 산소 농도가 정상으로 환원된다.

고통의 시간은 지나가고 몸은 빠른 속도로 정상을 회복하게 된다. 담배연기 속의 일산화탄소는 혈중의 헤모글로빈과 결합하여 혈액의 산소공급 능력을 저하시킨다. 금연 후 제일 먼저 회복되는 것이 혈중 일산화탄소 농도의 환원이다. 혈액의 산소농도가 정상이 되면서 올라갔던 혈압과 맥박이 정상으로 내려가고, 손발이 찼던 사람들은 혈액순환이 원활해져 손발이 따뜻해진다. 조금만 긴장해도 가슴이 두근거렸던 증상도 어느덧 사라진다.

제2일 심장발작 위험이 감소하기 시작한다.

제3일 호흡이 편해진다.

아침에 일어나 보니 가슴이 시원해지고, 숨쉬기가 한결 편해진 것 같다. 늘 마시던 공기이지만 오늘따라 왠지 상쾌하다. 스트레스가 있을 때마다 가슴이 답답했던 증상도 어제 일 같다.

제4일 기침, 가래가 줄어든다.

거의 매일 습관이 되다시피한 기침, 아침에 일어나면 꼭 뱉어야 했던 가래가 어느덧 줄어들기 시작한다. 가래가 없어지니 몸이 다시 깨끗해지는 느낌이 든다.

제5일 폐기능이 회복된다.

비정상적인 폐포의 늘어짐과 폐포벽의 파괴, 탄력성 손실의 결과로 일어났던 폐기종이 더 이상 진행되지 않고, 약화되었던 폐기능이 다시 비흡연자의 수준으로 회복되기 시작한다. 심호흡을 해봐도 이전보다 더 깊게 들이쉬고 내쉴 수 있는 것 같다.

제6일 손상된 기관지 점막이 회복되고 섬모가 다시 자라기 시작한다.

담배 연기 속의 타르는 기관지 점막을 덮어 점막세포의 파괴와 변형을 일으키고 섬모의 운동을 방해하는데, 이것이 제거되면서 손상된 세포들이 재생되기 시작한다. 억눌렸던 섬모의 운동이 되살아나면 일부 금연자들은 오히려 기침과 가래가 더 증가하는 것을 경험하기도 하는데 이는 회복되는 과정으로 대부분 몇 주 내 개선되며, 더러 몇 개월간 지속되는 경우도 있다.

제7일 자신의 몸과 옷에서 담배 냄새가 사라지며, 다른 사람의 담배연기가 역겨워진다.

항상 자신의 몸과 옷, 거주 공간에 배어 있던 담배 냄새가 사라지고, 이전에는 구수했던 담배연기가 어느덧 역겨워지기 시작한다. 이제야 흡연구역과 비흡연구역의 구분이 왜 있어야 하는지 깨닫게 된다.

제5주 입맛과 체중의 회복

제1일 미각과 후각이 돌아온다.

항상 입이 깔깔하고 입맛이 없었는데, 이제는 특별히 고급음식이 아니더라도 음식냄새가 좋고 대부분의 음식이 맛있다. 담배가 주는 즐거움은 없어졌지만, 그 대신 삶의 새로운 재미를 찾았다.

제2일 속쓰림, 아침의 구역질이 개선된다.

매일 아침 일어나면 비위가 상하고 한바탕 구역질을 해야 속이 편했는데, 그 증세가 사라지기 시작한다. 속이 쓰려 우유를 마시거나 제산제를 꼭 먹어야 했는데, 이제는 여유있게 아침식사를 즐길 수 있다.

제3일 입냄새가 줄어든다.

입냄새가 난다고 싫어했던 아내와 아이들이 이제는 쉽게 뽀뽀를 해준다. 치아에 끼어 있던 담배진도 점차 빠져나가 이가 희어지는 것 같다. 자신이 느끼기에도 입안이 상쾌하다.

제4일 소화기능이 개선된다.

조금만 잘못 먹어도 얹히곤 했는데, 무엇을 먹어도 소화가 잘 된다. 소화 흡수가 잘 되니 적게 먹어도 충분한 영양이 공급된다. 호흡기가 좋아지는 것 못지않게 소화기관에도 자신감이 생긴다.

제5일 위궤양 · 십이지장궤양이 치료된다.

오랫동안 약을 먹어도 잘 낫지 않던 궤양이 담배를 끊자마자 좋아지기 시작한다. 담배는 술, 스트레스와 함께 위 · 십이지장 점막의 산에 대한 저항성을 약화시킨다. 항상 갖고 다녔던 액상의 제산제는 더 이상 필수품이 아니다.

제6일 감기에 덜 걸린다.

1년 365일 달고 살던 감기 증세가 어느새 약해지기 시작하고 앓지 않는 날도 점차 늘어간다. 병에 대한 저항력이 강해진 기관지 점막은 감기바이러스가 쉽게 침투하지 못하게 하고 침투하더라도 바로 잡아먹는다.

제7일 원래 체중이 회복된다.

흡연을 하면 식욕감퇴와 만성 저산소증에 의한 대사장애로 체중감소를 초래한다. 금연을 하면 다시 원래 체중을 회복하게 되는데, 대개 약 2~5kg의 체중이 증가한다. 체중조절은 식이요법과 운동으로 가능하며 완전 금연 후 시작하는 것이 좋다.

제6주　윤기있는 피부, 활기찬 인생

제1일 피부가 촉촉하고 윤기 있게 변한다.

꺼칠꺼칠하고 매끄럽지 못했던 피부가 촉촉해지고 윤기가 돈다.

담배연기 속의 니코틴은 말초혈관을 축소시켜 피부에 산소와 양분이 공급되는 것을 방해했다. 이제 피부도 인체의 다른 조직과 마찬가지로 담배의 해독에서 벗어나고 있는 것이다.

제2일 안색이 좋아진다.

피부는 물론 혈액순환이 좋아져 더 많은 혈액이 피부혈관으로 흐르게 된다. 이전에는 혈색이 전혀 돌지 않아 늘 병색을 띠고 있었는데, 이제는 무슨 보약을 먹었느냐는 질문을 종종 받는다.

제3일 화장이 잘 받는다.

이전에는 화장하는 데 한 시간씩 걸렸지만 어느덧 30분으로 줄어들었다. 게다가 늘 들뜨던 화장이 이제는 잘 받는다. 뿐만 아니라 피부가 윤기있고 고와져 화장품을 많이 쓰지 않고도 화사해 보인다.

제4일 신체활력 증가, 피로감 감소, 정력 증가

특별히 운동을 하지 않고, 보약을 먹지 않았는데도 몸이 가볍다. 전과 똑같이 일하는데도 피로하지 않고, 귀찮기만 했던 아내가 더더욱 사랑스럽게 보인다. 에너지가 남아 운동을 시작했더니 몸이 더욱 날아갈 것만 같다.

제5일 전암세포들이 정상세포로 바뀐다.

담배연기의 발암물질들은 10~20년에 걸쳐 정상세포를 병들게 하는데, 정상세포는 먼저 전암세포 시기를 거쳐 암세포로 전환된다. 담배연기에 의한 전암세포는 폐·기관지·후두·췌장·식도·방광 등 신체의 거의 모든 장기조직에 존재하게 된다. 이러한 전암세포가 금연을 함으로써 다시 정상세포로 회복되는 것이다.

제6일 건강수명이 증가한다.

질병과 불구 없이 사는 수명, 즉 건강수명이 담배를 끊자마자 증가하기 시작한다. 흡연은 인간에게 단일 원인으로서 가장 중하고도 많은 질병을 일으키는 예방 가능한 요인이다. 한국인의 평균수명은 남자 71.7세, 여자 79.2세이고, 건강수명은 남자 63.3세, 여자 65.4세이다. 따라서 일생 동안 남자는 8년, 여자는 14년을 각종 질병으로 인한 고통과 함께 살아가며, 흡연은 수명 단축과 함께 이 기간을 더욱 늘려왔던 것이다.

제7일 금연 2년 후에는 암·심장병·뇌졸중 위험성이 비흡연자의 수준으로 감소한다.

흡연은 질병에 따라서 그 위험성이 금연 후에도 10년 이상 지속되지만, 암·심장병·뇌졸중의 경우 2년 후에는 대체로 담배를 피우지 않은 사람과 실질적으로 비슷해진다. 따라서 금연은 아무리 늦게 시작해도 늦지 않다. '이제는 다 살았는데 뭘?'이라는 생각부터 바꿔야 한다.

제7주 또 다른 삶, 또 다른 친구

제1일 자신감이 회복된다.

이제는 금연을 어떻게 할까 하는 근심에서 해방되고, 스스로를 통제할 수 있는 능력이 배양되었다. 더 이상 자신의 나약함을 숨기기 위해 자기 합리화와 군색한 변명을 늘어놓지 않아도 된다. 담배를 끊을 정도의 노력이면 앞으로 닥칠 어떤 어려움도 문제없을 것 같다.

제2일 다른 사람의 눈치를 보지 않아도 된다.

처음 보는 사람을 만날 때 항상 흡연자인지 아닌지를 의식해야 했는데, 이제는 그런 눈치를 보지 않아도 되어서 떳떳하다. 담배를 피울 때에도 주위 사람의 눈치가 보였는데, 이제는 전혀 의식할 일이 없다.

제3일 가족과 타인의 삶까지 건강하게 한다.

아이와 아내의 건강을 걱정하면서도 담배를 피울 때 베란다나 집 바깥으로 나간 적보다는 안 나간 적이 더 많았는데, 이제는 그럴 염려를 할 필요가 없다. 남의 건강도 생각해달라는 동료와 주위 사람의 눈총을 더 이상 받지 않아도 된다. 고등학교에 입학한 아들이 나를 보고 배워 담배를 피울까봐 걱정했는데 이제는 그런 걱정이 훨씬 줄어들었다.

제4일 오래된 친구에게 편지하고 새로운 친구를 사귄다.

담배를 친구 삼아 살았는데, 이제 없어졌으니 그 전에 만났던 친구를 오랜만에 만나거나 새로운 친구를 사귈 수 있는 여유가 생긴다. 담배를 피우는 사람은 약간 멀리 하게 되고 안 피우는 사람들과 사귀게 되니 인생의 다른 면이 보인다.

제5일 동료도 담배를 끊게 한다.

내가 아끼는 친구가 담배를 못 끊는 것을 보면 연민이 느껴진다. 어떻게 하면 이 친구도 담배를 끊게 할까 방법을 궁리하게 된다.

제6일 회의시간을 늘리고 중요한 회의는 아침 일찍 한다.

사업 파트너와 회의시간을 늘리거나 아침 일찍 중요한 회의를 하면, 나에게 훨씬 유리해지는 것 같다. 상대방은 니코틴 결핍이 생겨 안절부절못하거나 집중력이나 판단력에서 나에게 뒤지는 것을 종종 경험하게 된다.

　제7일 새로운 삶이 시작된다.

　아무것도 아니라고 생각했던 담배가 내 인생에 얼마나 큰 영향을 미쳤었는지를 깨닫게 된다. 새로워진 외모와 활기찬 생활, 새로운 인간관계, 강화된 자신감을 가지고 또 다른 인생을 시작하게 된다.

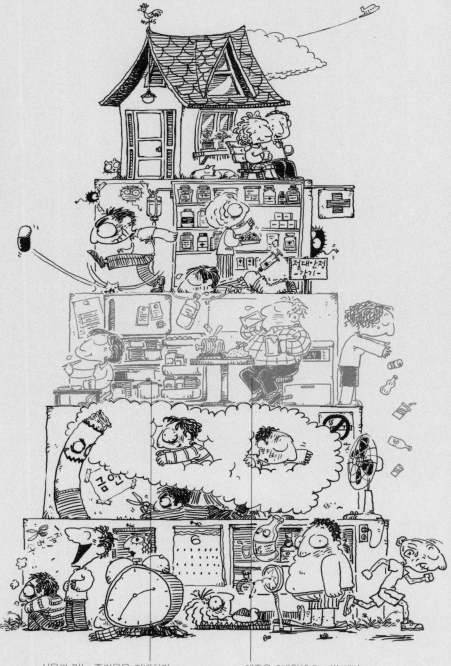

식욕과 먹는 즐거움을 지배하라

덜 먹고 잘 살자
한식이 최고의 건강식이다
보양식은 비만식이다
맛있는 점심보다 맛없는 아침을 먹어라
외식을 하려면 구내식당을 찾아라
맛있는 국물 대신 맛없는 건더기를 먹어라
2주에 완성하는 입맛 싱겁게 바꾸기
맛있는 음료 대신 맛없는 물을 마셔라
한국인에게 모자라는 유일한 영양소는 칼슘
마시는 대신 씹어 먹어라

체중은 3개월에 5kg씩 빼라

복부비만과 지방비만도 비만이다
남자는 '술살', 여자는 '밥살'
일생 동안 20대 체형을 유지하라
몸매관리만으로는 체중을 뺄 수 없다
체중을 빼려면 어지러워야 한다
3개월에 5kg씩 체중을 빼라
하루 단식하고 이후부터는 반씩만 먹어라
저체중자는 6개월에 5kg을 찌워라

식욕과 먹는 즐거움을 지배하라

덜 먹고 잘 살자

요즘 유행하는 웰빙 붐에서 가장 핵심적인 개념은 잘 먹고 잘 살자는 것이다. 몸에 해가 되는 것은 먹지 말고 좋은 것들만 골라 먹자는 뜻일 것이다. 그렇지만 이 말을 실천하는 대부분의 사람들은 사실 너무 많이 먹고 있다. 잘 먹고 잘 살자는 생각은 어떻게 보면 이미 시대착오적이라 할 수 있다.

과거 가난했던 시절에는 정말로 못 먹어서 병이 생겼다. 단백질 부족, 영양결핍으로 빈혈을 앓았고 면역력이 약화되어 자주 아팠다. 그때는 잘 먹으면 실제로 효과를 보았고, 보약도 효험이 있었다. 그러나 요즈음은 어떤가? 가정, 슈퍼마켓, 식당 어디나 음식이 넘쳐나고, 우리 몸은 이미 너무 잘 먹어서 영양과잉 상태에 이르렀다. 빠른

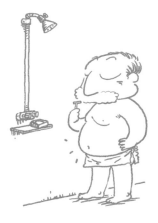

속도로 증가하고 있는 비만·당뇨병·심
장병 등이 그 증거다. 그럼에도 불구하고
우리의 생각은 마냥 과거에만 머물러 있
다. 아직도 잘 먹어야 한다고 생각한다.
철따라 먹는 보양식이나 입맛을 돋게 하는
보약이 과체중이나 비만인 사람들에게
는 독이나 다름없어진 지가 오래 전인데
도 말이다. 문제는 무엇을 먹는가가 아니고, 얼마나 많이 먹는가이
다. 그전보다 많이 먹거나 같은 양을 먹어도 칼로리가 높은 음식을
먹는 것이 진짜 문제인 것이다. 요즈음 한국인에게 부족한 영양소는
칼슘과 철분뿐이며 이는 우유와 육류의 적절한 섭취로 쉽게 해결할
수 있다.

칼로리 과다섭취의 주범은 외식과 술, 스낵, 패스트푸드, 청량음

표 2-2 | 한국인의 부족 및 과잉 영양소

영양소	평균 섭취량	권장량	권장량 비율(%)
칼슘	497mg	1200mg	41
리보플라빈 (비타민 B₂)	1.13mg	1.5mg(남) 1.2mg(여)	75
비타민 A(여성)	624RE	700RE	89
철분(여성)	12.2mg	16mg	76
섬유질	15~20g	25g	75
비타민 C	133mg	90mg	148
염분(소금)	12.5g	10g 이하	125

* 2001년 국민건강·영양조사

료 등이다. 집에서 먹는 한 끼 식사의 열량이 500~700kcal 정도인데 반해, 밖에서 먹는 한 끼 식사의 열량은 대부분 가정식의 1.5~2배이고, 고지방 또는 고탄수화물인 불균형식이다. 더구나 외식의 특성상 맛이 강해 일단 먹기 시작하면 덜 먹기가 매우 어렵다. 고소한 과자 한 봉지와 청량음료 한 캔이면 가정식 한 끼 이상의 칼로리가 된다. 밥은 안 먹고 과자만으로도 하루를 너끈히 버틸 수 있는 이유가 여기에 있다.

회식은 더욱 심각하다. 술을 곁들여 2차까지 가는 회식을 마치면 보통이 3,000~4,000kcal를 섭취하는 것이고 한번 맘놓고 먹는다 치면 6,000~8,000kcal를 섭취하게 되는 경우도 흔하다. 살빼기 위해 몇 주 노력한 것이 하루 저녁에 물거품이 되는 순간이다.

한편, 잘 먹고 잘 사는 것이 육류 섭취를 줄이고 채식을 하자는 주장이라면 이것 또한 잘못된 것이다. 최근 20년간 한국인의 육류 소비가 증가한 것은 사실이나 육식을 한 것은 우리 건강에 문제를 일

표 2-3 | 한국인의 섭취 칼로리 구성

연령군(세)	에너지(kcal)	탄수화물(%)	단백질(%)	지방(%)
7~12	1,849	63	14	23
13~19	2,102	62	15	23
20~29	2,102	64	15	21
30~49	2,196	65	16	19
50~64	1,951	69	17	15
65 이상	1,620	73	14	13
전체	1,976	65	15	20

* 2001년 국민건강 · 영양조사

으킨 것은 아니다. 2001년에 실시된 국민건강·영양조사를 보면 한 국인의 칼로리는 탄수화물:단백질:지방의 비율이 평균 65:15:20으 로 상당히 이상적이지만, 30대 이상이 되면 지방의 섭취비가 20%도 안 된다. 지방의 섭취비는 20~25%가 적정하다. 이는 동물성 식품 의 섭취가 많은 미국인의 지방 섭취비 35%와 많은 차이가 있다. 우 리의 문제는 육류의 섭취가 아니라 칼로리 과다섭취와 이에 따른 체 중증가에서 비롯되는 것이다.

덜 먹고 잘 살자. 그러려면 먼저 자신의 몸이 덜 먹어도 문제가 없 다는 것을 체득해야 한다. 평소 배고픔을 잘 견디지 못하는 사람들, 특히 "나는 한 끼만 굶어도 큰일나!" 하는 사람들은 24시간 단식을 해보면 그것이 그리 어렵지 않을뿐더러 몸에도 이롭다는 것을 알게 된다. 방법은 세 끼를 24시간 동안 물만 마시며 굶는 것인데, 처음 두 끼까지는 힘들지만, 마지막 세 끼를 굶으면 오히려 위장이 편해 지고 정신도 맑아지며, 일의 능률도 향상되는 것을 체험하게 된다. 그 다음부터는 세 끼를 꼭 먹되 약간 배고프게 먹으라는 것이다. 식 사시간을 20분 이상으로 늘리면 적게 먹어도 덜 배고파지고, 아침을 꼭 먹으면 하루 전체의 섭취량이 줄어들며, 물을 하루 8잔 이상 마시 는 것도 도움이 된다. 그 외에도 외식 줄이기, 외식할 때 주로 한식 또는 일식 선택하기, 3~4명이 갔을 때 1인분 덜 시키기, 나온 음식 다 먹지 않고 집으로 싸가기 등이 평소 습관화되어야 한다. 식당을 고를 때도 구내식당처럼 메뉴가 한식 백반 위주인 식당을 선택하고 되도록 인기가 없고 제일 맛이 없는 음식을 시키는 것도 처음에는 좋은 방법이 된다.

한식이 최고의 건강식이다

요즈음은 정말로 먹거리가 넘쳐난다. 기본적인 한식 · 일식 · 중식 · 양식에서 다시 분식, 패스트푸드, 퓨전 음식 등 음식의 종류도 매우 다양하다. TV에서는 하루에도 몇 차례씩 맛있고 영양가있는 음식들을 소개하기에 바쁘다. 이러한 많은 음식들 중 과연 어떤 음식이 우리의 건강에 가장 좋을까?

필자는 올해 초 몇몇 유수의 영양학자들과 함께 한국 식사의 우수성에 대한 연구를 발표한 바 있다. 미국 식사와 서양인들이 우수하다고 인정하는 지중해 식사, 그리고 한국 식사를 비교한 연구로서 각 나라의 암 · 당뇨병 · 고혈압 · 비만 등과 영양의 연관성을 종합적

표 2-4 | 한국 · 미국 · 지중해 식사 비교/한식의 우수성

비교항목	한국 식사	미국 식사	지중해 식사
칼로리	1976kcal	2146kcal	1815kcal
당질 : 단백질 : 지방질	65 : 15 : 20	52 : 15 : 33	45 : 20 : 35
육류 섭취	42kg/년	122kg/년	91kg/년
동물성 식품 (% 에너지)	15%	27%	25%
포화지방 (% 에너지)	6.3%	11.3%	11.8%
포화 : 단불포화 : 다불포화비	1 : 1.1 : 1.3	1 : 1.1 : 0.6	1 : 1.7 : 0.4
오메가 6 : 오메가 3	6.4 : 1	16.7 : 1	2 : 1
생선류	51kg/년	21kg/년	25kg/년
야채	223kg/년	125kg/년	178kg/년
콩류	34g/일	9.6g/일	8.5g/일
마늘과 양파	28.8g/일		19.4g/일

으로 분석했다. 그 결과는 다른 어느 식사보다 한국 식사가 가장 우수하다는 것이었다.

한국 식사는 미국 식사에 비해 칼로리와 지방질 섭취가 적으며 탄수화물:단백질:지방의 비도 가장 이상적이다. 동물성 식품은 전체 섭취 에너지의 15%에 불과하며 포화지방은 6.3%에 불과해 각각 25%와 11%가 넘는 미국 식사와 지중해 식사보다 우월한 위치에 있다. 이는 국민의 연간 육류 소비량이 다른 나라의 3분의 1 정도인 것에 기인한다. 칼로리 섭취의 과다는 비만·당뇨병·고혈압·심장병·암 등의 원인이 된다. 섭취된 지방산 중 포화:단불포화:다불포화의 비도 한국 식사가 1:1.1:1.3으로 지중해 식사 다음으로 우수하며 두 배가 넘는 생선류 섭취에서 보듯이 다불포화지방산 중 오메가 6 대 오메가 3의 비도 매우 우수한 편이다. 오메가 3의 비가 높을수록 각종 성인병을 예방하는 효과가 있다. 한국 식사는 또한 야채, 콩류, 마늘 및 양파의 섭취에서도 우위를 점하고 있다.

한국 식단의 기본형태를 보면 밥과 김치를 주식으로 하여 여기에 국, 반찬 등이 자연적으로 어우러진다. 식단 자체가 주요 영양소를 골고루 포함할 수밖에 없는 구조인 것이다.

영양의 이상적인 목표는 하루의 활동량에 맞춘 적절한 에너지를 공급하고, 영양결핍과 영양과잉을 예방하는 균형식이어야 하며, 건강과 노화방지를 극대화하고, 음식이 맛있고 저렴하며 쉽게 구입할 수 있어야 한다는 것 등이다.

이러한 관점에서 한국인 적정영양의 구성은 적정한 활동과 이상체중을 유지하는 균형적인 에너지 공급(대개 2,000~2,400kcal), 탄

수화물:단백질:지방의 비 65:15:20를 기본으로 하여, 하루 세 끼의 식사배분이 1:1:1로 되게 하는 것이 중요하다. 아침·점심·저녁의 배분이 흔히 1:2:3인 요즈음의 형태는 칼로리 과다 섭취와 비만 등의 성인병을 초래하는 구조다. 이러한 구성에 덧붙여 우리 식사에서 모자라는 섬유질을 25g 이상 섭취하도록 하고 칼슘 및 비타민 B_2 섭취 장려, 충분한 수분 및 과일 섭취를 증가시킬 필요가 있다. 특히, 여성에게는 철분 및 비타민 A의 섭취를 권장해야 한다. 한편, 위암과 고혈압 등의 원인이 되는 염분(하루 적정량은 10g 이하, 나트륨으로 4g 이하)과 염장식품, 뜨겁고 태운 음식, 알코올 등의 섭취는 줄여야 한다.

이러한 적정영양을 가장 쉽게 실천하기 위해서는 이미 우수함이 인정된 한식을 주로 먹으면 된다. 우수한 한국 식사란 쌀밥과 김치 중심의 식사로 혈당지수가 낮은 현미나 잡곡밥을 늘리고, 염분과 염장식품, 태운 음식과 알코올 등은 줄이며 과일, 물과 우유, 유제품은 더 먹는 것을 의미한다. 어렵더라도 아침식사를 한식으로 충분히 하는 습관을 기르면, 점심과 저녁을 덜 먹게 되어 칼로리 과다 섭취 등의 문제를 해결하게 된다. 식사를 집에서 하는 것이 적정영양을 섭취하는 데 좋지만 외식을 해야 한다면 가급적 구내식당을 이용하거나, 가정식 식당을 선택하는 것도 좋은 방법이다. 한식 중에서 반찬 수가 많은 한정식

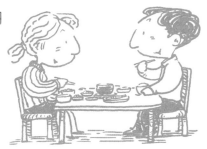

표 2-5 | 한국 · 미국 · 지중해 식사 비교/한식의 취약성

비교항목	한국 식사	미국 식사	지중해 식사
섬유질	18g/일	15g/일	19g/일
과일	70kg/년	113kg/년	140kg/년
칼슘	497mg/일	801mg/일	1062mg/일
우유와 유제품	29kg/년	257kg/년	247kg/년
철분	12mg/일	15mg/일	15mg/일
염분	12.5g/일	8.6g/일	9.7g/일

과 뷔페는 많은 칼로리가 제공되기 때문에 피하는 것이 좋다. 의자에 앉아서 식사하는 것보다 방바닥에 앉아서 식사하는 것이 더 많이 먹게 되므로 식탁을 선택하는 것도 도움이 된다. 앉아서 먹기만 하는 회식에서, 가끔씩 서서 대화하는 회식으로 바꿔보는 것도 식사시간을 길게 늘리면서 적절한 영양을 제공하는 좋은 방법이 될 수 있다.

한국 식사에서 섭취가 부족한 식품 및 영양요소로는 과일 · 칼슘 · 우유 · 철분을 들 수 있고 지나쳐서 위해가 되는 요소는 염분 및 염장식품, 뜨거운 음료 및 음식, 태운 음식 등을 들 수 있다. 특히 아침을 굶거나 외식이 증가하는 추세는 중대한 위험요소가 되고 있다. 아침을 굶는 사람들의 비만 위험성은 약 4.5배이고, 저녁을 외식으로 해결하는 사람들의 비만 위험성은 약 2배에 달한다.

또한 우리의 외식과 간식은 많은 문제점을 드러내고 있다. 보통 집에서 먹는 가정식이 칼로리와 영양 면에서 이상적인 균형식이지만 외식으로 먹는 한식 · 중식 · 양식 등은 대체로 고지방 · 고칼로리의 불균형식이다. 분식은 적정 칼로리이긴 하지만 고탄수화물식이

고, 간식은 대부분 적은 양에 매우 많은 칼로리를 내포하고 있다. 외식 중에서도 특히 문제가 되는 것은 음주를 같이 하는 회식이다. 가볍게 1, 2차 회식을 했더라도 섭취하는 칼로리는 쉽게 3,000~4,000kcal가 넘거니와 지방질과 콜레스테롤의 섭취도 크게 증가한다. 포식했다는 느낌이 들 정도면 섭취한 칼로리는 보통 7,000~8,000kcal가 되기 일쑤다.

보양식은 비만식이다

우리 민족만큼 섭생을 제일의 건강관리법으로 생각하는 민족은 많지 않다. 한국 사람들은 전통적으로 질병의 원인을 '잘못된 음식'에서 찾아왔기 때문인지 질병이 생기면 가릴 음식부터 묻는다. 몸에 좋다면 거의 무엇이든지 먹는 탓에 건강기능식품의 소비가 증가 일로에 있다. 그 대표적인 예가 녹용·웅담·곰발바닥 등이며 이것의 세계 소비량 중 80~90%가 한국인들에 의한 것으로 알려져 있다. 이렇게 좋은 음식을 거의 독점하는 국민이 평균수명 등 각종 건강지표에는 다른 여러 나라에 뒤진다면 아이러니가 아닐까?

한국인의 이러한 속성을 증명하는 또 하나의 사실은 TV에서 다뤄지는 음식과 건강 관련 프로그램의 양이다. 세계 어디를 가봐도 음식과 관련된 TV 프로그램에 그렇게 많은 시간을 편성하는 나라는 한국밖에 없다. TV는 당연히 음식과 건강에 관심이 지대한 시청자들의 요구를 반영하고 있는 것이다.

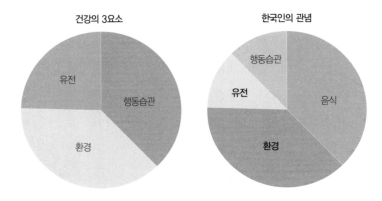

그림 2-5 | 건강에 대한 한국인의 음식관

　그림 2-5를 보면 음식으로 건강해지려는 한국인의 속성을 알 수 있다. 각 원 속의 부채꼴의 크기는 그 요소가 차지하는 영향력을 의미한다. 실제로 음식이 건강에 미치는 영향이 크지 않음에도 불구하고 한국인들에게는 음식이 제일 큰 요소로 자리잡고 있는 것이다. 사실 진료실에서 보면 "식품으로 병을 고친다"는 말을 믿고 있는 사람들이 오히려 건강이 나쁜 것을 확인하게 된다. 건강식품은 분명히 과다 사용되고 있다. 한국 전체의 의약품 소비가 1년에 5조 원인 반면, 건강식품에는 10조 원이 사용된다는 통계가 이를 반증한다.

　음식으로 건강해지려는 우리의 염원을 가장 잘 표현하는 예가 보양식 또는 보신식품이다. 몸을 보하고 강하게 한다는 의미일 텐데 환절기나 여름같이 체력이 떨어진다고 느낄 때 보양식은 더 유행한다. 과거에는 보양식을 먹으면, 먹을 때 맛도 있지만 먹고 나면 왠지 힘이 나는 것 같고 기분도 한결 좋아지는 것을 경험했을 것이다. 그런데 요즈음은 어떤가? 기분은 아직도 좋은 것 같은데, 체력이 좋아지는 것은 그저 그런 것 같지 않은가? 보양식 몇 번 먹었더니 오히려 배만 더 나오는 것 같지는 않았는가? 현재의 보양식은 과거에 비해 그 맛이나 영양 면에서 더 나아졌으면 나아졌지 못하진 않을 것이다. 보양식을 먹어도 효과를 보지 못하는 이유는 보양식에 문제가 있기 때문이 아니라 우리 몸이 변했기 때문이다. 과거 전반적으로 칼로리가 부족하고 채식을 위주로 했던 시절에는 많은 칼로리의 동물성 단백질과 지방을 섭취하면 일시적으로 힘을 얻을 수 있었다. 그러나 이미 영양과잉의 시대인 요즈음에는 보양식을 먹으면 오히려 잉여 에너지가 되어 지방과 뱃살 축적을 가속화시킬 뿐이다.

보양식은 비만식이다. 표 2-6에서 대표적인 보양식 1인분의 섭취 칼로리와 영양소 구성비를 보여준다. 보양식의 공통적인 특성이 고칼로리, 고지방식임을 알 수 있다. 한국인의 지방질 평균 섭취량이 20%인데, 보양식의 지방질 함유량은 우리가 나쁘다고 하는 패스트푸드와 마찬가지로 대부분 35%를 상회한다. 또한 보양식은 평소보다 많이 먹게 되기 때문에 실제 섭취량은 이것의 1.5~2배 정도가 될 것이다. 활동이 그리 많지 않은 현대인들의 하루 칼로리 소모량이

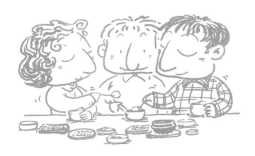

표 2-6 | 보양식의 열량과 영양 구성

	열량(kcal)	탄수화물(%)	단백질(%)	지방질(%)
장어양념구이	1,551	39	18	43
흑염소샤브샤브	1,380	41	23	36
삼겹살	1,183	33	18	49
양갈비	1,133	37	23	40
보신탕	995	37	21	42
삼계탕	1,001	16	38	46
잉어찜	1,118	39	39	22
햄버거 세트	1,263	47	10	43

* 서울대학교병원 건강증진센터

200kcal 전후라고 하면, 하루 소모량의 3분의 2 또는 거의 전부를 한 끼의 보양식으로 채우게 되고 나머지 식사는 전부 잉여 영양분이 되어 우리 몸에 쌓이게 되는 것이다. 현대인에게 맞는 진정한 보양식의 의미를 실천하려면 보양식은 즐기되 1인분의 3분의 2 정도만 먹어야 한다. 세 명이 2인분을 나눠먹거나 3인분을 시켜서 각각 3분의 1씩 남기면 된다.

우리의 신체는 물 65%, 지방질 14~20%, 미네랄 6%, 기타 9%의 물질로 구성되며, 근육 40%, 지방 21%, 뼈 14%, 피부 7%, 장기 6%의 조직으로 이루어진다. 신체가 하루하루를 생활하고 성장하는 데는 영양소가 필요한데, 그 중 외부에서 받아들여야만 하는 영양소를 필수영양소라 한다. 필수영양소는 다시 에너지영양소와 조절영양소로 나뉘며, 에너지영양소에는 탄수화물·단백질·지방질이, 조절영양소는 비타민·미네랄·물이 있다.

탄수화물은 주요 에너지원으로서 음식의 단맛을 제공한다. 탄수화물이 충분히 공급되면 단백질을 절약하고 케톤증(ketosis: 케톤체가 혈액 중에 증가하여 뇨 중에 생성·축적된 상태)을 예방한다. 탄수화물은 글리코겐의 형태로 간에 100g, 근육에 250g 정도 저장된다. 설탕·포도당 등의 단순당질보다 녹말 같은 복합당질에서 총열량의 50~70%를 섭취하는 것이 바람직하다. 지방질은 음식의 고소한 맛을 내고 위 내 정체시간이 길어 포만감을 느끼게 한다. 지방질은 신체, 특히 뇌·신경조직·간의 구성성분이고 지용성 비타민의 용매이며 스테로이드 호르몬과 담즙산의 전구체가 된다. 또한 지방질은 저장에너지의 주요 형태로 피하지방은 열 보존 역할을 한다.

단백질은 맛이 좀 텁텁한 편으로 지방질이 같이 있어야만 제맛이 난다. 단백질이 씹는 맛이라면 지방질은 입안에서 살살 녹는 맛이다. 등심보다 지방이 송송 박힌 일명 '꽃등심'이 더 맛있게 느껴지는 것이 그 이유다. 단백질은 신체의 구성요소이며 신체의 조절 및 면역기능을 담당한다. 단백질은 약 20종의 아미노산으로 구성되어 있는데, 신체 내에서 합성할 수 없어 외부 섭취가 필요한 아미노산을 필수아미노산이라고 하고, 이소루신·루신·페닐알라닌·발린·히스티딘·리신·메티오닌·트립토판·트레오닌 등 9종이 있다.

단백질의 하루 권장량은 성인을 기준으로 남자 70g, 여자 50g이다. 이보다 더 먹는다고 해도 대체로 안전하지만, 권장량의 2배가 넘으면, 즉 남자 140g, 여자 100g이 넘으면 골다공증이 촉진되고, 신장의 칼슘 배출이 증가하여 신장결석이 생기는 위험성이 증가한다.

맛있는 점심보다 맛없는 아침을 먹어라

아침식사를 거르는 사람들이 많다. 전체 국민의 21.1%, 남자 19.6%, 여자는 22.5%가 아침을 먹지 않으며, 표 2-7에서 보듯 그 비율이 13~49세까지 한창 공부를 하거나 일을 하는 연령대에 집중되어 있다. 출근시간에 늦거나 습관이 돼서 안 먹는 사람들이 거의 대부분이고 입맛이 없거나 소화가 안 돼서, 또는 살을 빼기 위해서 안 먹는 사람들도 있다. 또 어떤 사람은 아침을 먹지 않는 것이 건강에 더 좋다고 강력히 주장하기도 한다.

여기에 조사되어 있지는 않지만 아침을 안 먹는 진짜 이유 중 하나는 밖에서 먹는 점심이 맛있기 때문이다. 아침을 아무리 맛있게 해주어도 중독성이 강한 점심을 맛본 후에는 아침식사가 그다지 먹고 싶어지지 않는다. 맛있는 점심과 저녁을 먹은 후로는 시간이 있건 없건 아침 먹기는 점점 더 어려워진다.

표 2-7 | 아침을 안 먹는 비율

연령대(세)	남자(%)	여자(%)	전체(%)
7~12	12.2	16.5	14.2
13~19	30.9	43.03	36.9
20~29	44.9	45.8	45.4
30~49	20.4	22.5	21.5
50~64	7.8	9.9	8.9
65 이상	3.0	4.6	4.0

*2001년 국민건강·영양조사

표 2-8 | 아침을 안 먹는 이유

순위	이유	남자(%)	여자(%)	전체(%)
1	시간이 없어서	22.7	22.62	2.6
2	습관이 돼서	21.8	21.5	21.6
3	늦잠을 자서	23.4	15.7	18.9
4	식욕이 없고 반찬이 맛없어서	16.0	19.9	18.3
5	간식을 먹어서	3.3	4.3	3.9
6	소화가 잘 안 돼서	2.3	4.5	3.6
7	체중감소를 위해서	1.5	4.6	3.3

* 2001년 국민건강·영양조사

이렇듯 귀찮기만 하고 맛없는 아침을 왜 자꾸 먹으라고 할까? 그 첫째 이유는 역설적으로 안 먹는 이유와 같다. 즉, 아침을 억지로라도 먹으면 반대로 점심과 저녁에 과식하지 않게 되기 때문이다. 이는 매일 늦게 기상하는 사람이 일찍 일어나려면 일찍 자려고 하지 말고 일찍 일어나기만 하면 된다는 원리와 같다. 자는 시간과 관계없이 정해진 시간에 일어나면 밤에는 저절로 잠들게 된다. 마찬가지로 점심과 저녁을 줄이고 싶은 사람은 바로 아침을 먹기 시작하면 저절로 양이 줄게 된다. 점심과 저녁을 줄이려고 노력하는 것보다 아침을 먹는 것이 더 좋은 방법이다. 아침을 안 먹는 몸의 습관을 바꾸는 데에는 약 2주가 걸린다. 좀 불편하더라도 2주만 아침 먹기를 제대로 실천하면 점심에 무엇을 먹을까 고민하지 않게 되고, 저녁식사도 가볍게 할 수 있으며 아침밥은 점점 맛있어진다.

둘째 이유는 아침을 먹으면 안 먹는 경우보다 훨씬 균형잡힌 영양을 섭취하게 되기 때문이다. 단지 아침을 먹는다고 그렇게 될까 의

아해하는 사람들은 국내외적으로 발표된 많은 연구 결과를 무시하는 처사다. 탄수화물·단백질·지방질의 적정한 섭취뿐만 아니라 비타민·미네랄·섬유질·채소·과일의 섭취에서도 아침을 먹는 사람들이 훨씬 우수하다. 많은 사람들이 영양 불균형인 상태로 몸에 좋다는 여러 가지 건강식품들을 찾는 것은 쓸데없는 짓이다. 아침만 먹어보라. 나머지는 저절로 해결된다. 균형식과 적정영양을 하면 그만큼 비만·고혈압·당뇨병·뇌졸중의 위험성이 감소하며, 체중이 정상으로 유지되면 식도암·대장암·유방암·신장암의 발생이 줄어든다.

셋째 이유는 좀더 직접적으로 비만과 관련이 있다. 언뜻 한 끼를 줄이면 덜 먹게 되어 체중조절에 도움이 될 것이라고 생각하기 쉽지만 사실은 그 반대다. 하루 두 끼를 먹는 사람과 세 끼를 먹는 사람의 하루 섭취량을 비교하면 오히려 두 끼를 먹는 사람이 더 많은 것을 알 수 있다. 따라서 당연히 두 끼를 먹는 사람이 더 비만이다. 체중조절을 하기 위해 특별한 다이어트를 하거나 특정 식품을 찾을 필요가 없다. 아침을 안 먹었던 사람들은 규칙적으로 아침식사만 해도 2~3kg은 쉽게 뺄 수 있다. 저녁에 1시간씩 열심히 요가해서 2~3kg 빼는 것을 진정한 웰빙이라고 생각하는 사람들 가운데 아침을 커피 한 잔으로 때우는 사람들은 없는가?

그 외에도 아침을 꼭 먹어야 하는 넷째 이유는 아침식사와 그날의 활동력의 관계에서 찾아볼 수 있다. 아침식사를 안 하는 사람들과 하는 사람들의 활동력을 비교해본 연구에서, 아침식사를 거르는 사람들이 집중력이 떨어지고 신경질적이며 문제해결 능력이 감소되는 것으로 나타났다. 학생·직장인·연구자들의 경우 가장 능률이 오르는 때가 바로 오전시간인데, 이 시간대 활동력의 차이는 결과에 더 큰 격차를 가져온다. 습관적으로 아침을 거르던 사람이 아침을 먹기 시작하면 처음에는 일하는 데 부담이 되기도 하지만 장기적으로 볼 때 활동력이나 집중력이 향상되는 것을 어렵지 않게 체험할 수 있다.

아침식사는 더 이상 선택이 아니다. 바쁜 세상을 현명하게 살아가는 가장 기본적인 필수조건이다.

그러면 아침식사는 얼마나 먹는 것이 좋을까? 우리의 선조들은 하루 세 끼 중 아침에 가장 많은 양을 먹었다고 한다. 현대인들은 육

표 2-9 | 아침식사의 예

구분	식단	열량 (kcal)	탄수화물(%)	단백질 (%)	지방 (%)	특징
한식	콩밥, 두부된장찌개, 호박나물, 김구이, 계란프라이,배추김치	630	58	17	25	균형식, 준비 과정 복잡
서구식	식빵 2조각 + 버터, 딸기잼, 계란프라이, 샐러드(마요네즈드레싱), 우유(200ml)	647	33	14	53	비타민, 미네랄 부족, 고지방식
간편식	찹쌀떡, 사과 1개	496	90	64		간편, 비타민 부족, 고당질
대용식	생식 1포(40g), 우유(200ml)	272	59	18	23	간편, 저열량, 비타민 부족

* 서울대학교병원 건강증진센터

체노동을 주로 했던 선조들에 비해 정신노동이 더 많고 바쁜 일과에 시달리지만 세 끼의 배분은 최소 1:1:1이어야 한다. 물론 아침을 더 많이 먹으면 좋다. 하루 2,000kcal를 섭취하는 사람이라면 700kcal 이상을 아침에 먹는 것이다. 이렇게 섭취된 칼로리는 몸에 축적되지 않고 그날 활동하는 데 쓰인다.

한국 사람들이 제일 많이 먹는 아침식사는 표 2-9에서 보듯 전통적인 한식이고 두 번째가 서구식이다. 일부 사람들은 간편식을 하기도 하고 대용식을 찾기도 한다. 가장 이상적인 아침식사는 역시 전통적인 한식이다. 인용은 하지 않았지만 커피 한 잔에 도넛 한 개의 식사는 거의 최악이라고 보면 된다.

문제는 얼마나 간편하게 아침을 준비할 수 있느냐는 것인데, 집에서 준비하기가 어려우면 배달식이나 간편외식 등을 이용하는 것도 좋다. 배달되는 아침식사로는 한 끼 상차림, 국과 죽, 떡, 샐러드, 서양식 아침 샌드위치 등이 있다. 영양가 높고 먹기 편한 죽도 아침식사로 좋은 메뉴다. 구내식당이 있는 직장이라면 좀 일찍 출근해서 거기서 아침을 먹는 것도 매우 좋은 방법이다. 어떤 아침이라고 하더라도 약간의 과일을 추가할 수만 있다면 금상첨화이고, 식전 가벼운 운동이나 산책은 아침식사의 효과를 더욱 강화시킨다.

외식을 하려면 구내식당을 찾아라

필자가 근무하는 병원 근처에는 다른 직장과 마찬가지로 많은 음식점들이 있다. 전통적인 다양한 한식에서부터, 양식, 중국식, 일식, 월남식, 터키식, 패스트푸드, 패밀리 레스토랑, 퓨전식 등 없는 것이 거의 없고 TV나 신문에 맛집으로 소개된 음식점만 해도 어림잡아 수십 개에 이른다. 불황이라는 요즈음에도 점심시간에는 거의 빈자리가 없을 만큼 꽉꽉 들어차고 일부에서는 줄을 서서 기다리기도 한다. 먹는 문화가 유별난 우리에게 외식은 매우 중요한 부분을 차지한다. 하루 1회 이상 외식을 하는 국민이 전체의 40%에 이르고, 주

표 2-10 | 주요 외식과 구내식의 비교

주요 외식	칼로리 (kcal)	탄수화물 (%)	단백질 (%)	지방질 (%)	특징
구내식 또는 가정식	500~700	60	19	21	균형식, 소금량 과다
순두부백반	528	61	18	21	균형식, 소금량 과다
회덮밥	523	64	24	11	균형식, 소금량 과다
칼국수+배추김치	562	74	13	13	고탄수화물
소갈비구이+물냉면	1,008	41	19	40	고지방, 고칼로리식
삼겹살+공기밥+ 소주 1병	1,691	32	18	50	고지방, 고칼로리식
한정식	1,990	48	26	27	고지방, 고칼로리식
자장면	954	61	12	27	고지방, 고칼로리식
돈가스	980	44	13	43	고지방, 고칼로리식
안심스테이크	860	39	19	42	고지방, 고칼로리식
햄버거	1,263	47	10	43	고지방, 고칼로리식
피자 2쪽, 콜라 1잔	1,011	37	15	48	고지방, 고칼로리식
계란라면 + 공기밥	941	61	11	28	고지방, 고칼로리식

* 서울대학교병원 건강증진센터

1회 이상 하는 국민은 60%에 이른다. 또한 외식비가 전체 가구지출 식료품비의 50%를 넘는다.

이렇듯 우리 식생활에 필수가 되어버린 외식은 국민건강에 어떤 영향을 미치고 있을까? 무엇보다 외식은 국민을 비만으로 만든 일등공신이다. 표 2-10에서 보듯이 외식의 일반적인 특징은 고칼로리식이라는 점이다. 과거 못 먹던 시절에 외식은 '영양 보충'을 의미했기 때문에 양이 많았고, 모자라면 '인심이 박하다'고 할까봐 그릇이 커졌으며, 외식산업의 생존이 걸린 맛을 좋게 하기 위해 고소하고 입에서 사르르 녹는 지방질의 비중을 높인 것이 외식이 가정식에 비해 칼로리가 높은 주된 이유다. 지방과 영양가가 거의 없을 것 같은 계란라면과 밥 한 공기만 해도 거의 1,000kcal에 지방 함량이 28%에 이른다.

요즈음 외식산업이 벌이는 극한적인 맛 경쟁은 거의 중독성을 불러온다. 한번 입에 넣으면 배부르기 전까지 숟가락을 놓을 수 없을 정도다. 그 경쟁의 가장 큰 비밀은 화학조미료와 소금에 있다. 글루탐산나트륨(MSG)으로 대표되는 화학조미료의 사용이 가정에서는 거의 줄어들고 있는 반면, 식당에서는 점점 늘고 있다. 한국의 화학조미료 생산량은 연간 10만 톤이 넘으며, 국민 1인당 일일 소비량도 미국 0.47g, 일본 0.98g에 비해, 3.9g에 달한다. 세계보건기구(WHO) 기준에 따르면 체중 25kg인 어린이는 하루 3g이 최대 허용량인데, 평균 1.65g의 화학조미료가 들어 있는 라면을 하루 두 번만 먹으면 벌써 이 기준을 초과하게 된다. 웬만한 호텔의 연간 화학조미료 사용량이 1.5톤을 상회하는데, 하물며 맛으로 승부해야 하는 일반 음식점은 그보다 더하면 더했지 덜하지는 않을 것이다.

맛 경쟁의 또 하나의 비밀은 음식을 태우고 뜨겁게 조리해서 먹는다는 것이다. 프라이팬이나 불고기판보다는 숯불·연탄불·가스불 등의 화염에 육질을 직접 노출시켜서 굽는 직화구이가 훨씬 맛있고, 식탁에서 직접 끓여서 뜨겁게 먹는 것이 더 좋은 맛을 내는 비결이다. 직화구이는 발암물질로 알려진 HAA와 PAH의 발생을 가중시키며, 뜨거운 음식은 구강·인후·식도·위 등의 점막을 자극한다. 이 두 가지가 소금의 과다섭취와 함께, 위암을 한국인의 암발생 1위로 만든 원인이다.

외식에 맛을 들인 사람들은 가정에서 하는 식사로 입맛을 만족시키기가 쉽지 않다. 처음에는 이러쿵 저러쿵 음식 맛을 탓하다가 나중에는 아예 아무 말도 하지 않고 주로 밖에서 식사를 해결한다. 바로 외식 중독인 것이다. 외식 중독인 사람과 어쩔 수 없이 밖에서 식사를 해야 하는 사람들에게 훌륭한 대안은 구내식당을 자주 이용하는 것이다. 대부분의 구내식은 영양사에 의해 영양적 측면과 위생적 측면이 고려된 식단이 작성되고 검수, 검식이란 과정을 거쳐 식사를 제공한다. 대부분 밥·국·반찬이 어우러진 한식 위주여서 영양 면에서 균형식이며 가정식처럼 저칼로리식이다.

구내식의 가장 큰 단점은 대체로 맛이 없고 개인의 입맛을 골고루 만족시킬 수 없다는 것이다. 필자가 눈코 뜰새없이 바빴던 레지던트 시절에는 거의 매일 병원 구내식당에서 식사를 해결했다. 그 시절 나와 동료들은 맛없는 그 음식을 '짬밥'이라고 불렀다. 병원 밖에서 먹을 기회가 생기면 너무 반가웠고 또 맛있게 느꼈었다. 그러나 돌이켜 생각해보면 내가 현재의 체중을 유지하고(키 174cm, 몸무게 67kg), 가정식에 만족하는 식습관을 가지게 된 데 가장 큰 공헌을 한 것이 바로 구내식당이 아니었나 싶다.

구내식당의 가장 큰 장점 중 하나는 아침식사를 제공한다는 점이다. 서양과 일본에서는 간편한 아침을 제공하는 외식이 보편적인 데 반해, 우리나라에서는 밤 늦게까지 일하거나 술 마신 사람들을 위해 해장국을 파는 식당은 있어도 바쁘게 출근하는 직장인들을 위해 아침식사를 제공하는 식당은 매우 드물다. 요즈음 아침식사를 하러 구내식당에 가보면 교통경찰 등 주변의 직장인들이 와서 이용하는 모습을 볼 수 있는데 바람직한 현상이 아닐 수 없다.

이러한 외식의 문제점에도 불구하고 몇 가지 요령을 실천하면 자신의 몸에 맞는 균형식을 섭취할 수 있다. 첫째, 외식 메뉴를 고를 때 먼저 한식을 선택하는 것이다. 다른 식사에 비해 저칼로리, 균형식일 가능성이 훨씬 높다. 일식도 튀김을 제외한다면 한식에 가깝다고 할 수 있다. 둘째, 되도록 다 먹지 말고 남기는 것이다. 밥 한 톨이라도 남기면 죄악이라는 우리의 식문화와 음식물 쓰레기 줄이기 운동에 역행하는 일이기는 하지만, 남기는 사람이 많아야 음식점에서도 배식량을 줄일 수 있다. 여럿이 같이 먹는 음식일 때에는 눈치가 보이더라도 1인분 덜 시킨다. 셋째, 균형을 생각하는 음식을 선택하는 것이다. 예를 들면, 햄버거를 먹을 때 샐러드를 같이 주문하여 무기질과 비타민을 보완하고 칼슘을 보충하기 위해 우유를 마시면 균형잡힌 식사가 된다. 늘 같은 식당, 같은 메뉴만 고집하지 말고 식단을 자주 바꾸어 식품의 종류가 다양한 식사를 하거나, 채소가 부족한 점심식사를 한 경우에는 저녁식사 때 채소를 충분히 보충하는 것도 좋은 방법이다. 넷째, 식사시간을 늘리는 것이다. 뒤에서 손님들이 기다리는 음식점일지라도 한 끼 식사에 최소한 20분은 넘겨야 하며 식사시간이 길면 길수록 좋다. 오래 씹어 삼키는 것도 중요하지만 동료들과 담소를 나누면서 천천히 식사를 하면 먹는 양도 줄고 반찬도 골고루 먹게 되는 일석삼조의 효과를 거두게 된다.

맛있는 국물 대신 맛없는 건더기를 먹어라

어느 날 20여 명과 함께 부산에 세미나를 하러 갔을 때의 일이다. 부산에서 유명하다는 복국집에서 점심을 먹게 되었다. 유쾌한 대화와 맛있는 음식들은 3시간 철도여행의 피로를 날려버리기에 충분했다. 식사 후 모두 일어나서 나가는 순간, 국물은 하나도 남지 않고 콩나물, 무, 복어 등 건더기만 남아 있던 반 수 이상의 복국 냄비가 눈에 들어왔다. 한국 식사는 '국물문화'라고도 한다. 우리의 식탁에 빠지지 않는 각종 국과 찌개, 탕의 국물은 우리의 입맛을 돋울 뿐만 아니라, 밥과 잘 어우러져 씹고 삼키기를 쉽게 한다. 국 국물은 담백하고 시원한 반면, 찌개의 국물은 얼큰하면서도 짭짤하고 고소하다. 대부분 탕의 국물은 고소하고 진한 맛이다.

 국물의 가장 기본적인 맛은 짭짤한 맛이다. 표 2-11에서 보듯이

표 2-11 | 국물에 포함된 지방과 소금의 양

국 · 찌개 · 탕 등	국물의 지방함량 g(kcal)	국물의 소금량(g)
삼계탕 (영계 470g)	44.2(398)	5.0
꼬리곰탕 (소꼬리160g, 양지40g)	30.9(278)	5.8
도가니탕 (양지 100g, 소꼬리 100g)	25.8(232)	4.5
오리탕 (오리고기 240g)	13.6(122)	5.6
갈비탕 (소갈비100g)	10.9(98)	5.7
부대찌개 (320mL)	8.6(77)	3.7
김치찌개 (200mL, 돼지고기15g, 두부15g)	3.2(29)	3.5
미역국 (320mL, 멸치)	1.4(12.6)	1.6
콩나물국 (320mL, 멸치)	0.7(6.3)	1.3

* 서울대학교병원 건강증진센터

간을 더하지 않더라도 국물은 많은 양의 소금을 함유하여 대체로 염분 농도가 1. 2% 이상이다. 국물이 그렇게 짜게 느껴지지 않는 이유는 국물은 대체로 뜨겁고, 매운 맛, 고소한 맛 등 다른 맛과 같이 섞여 있기 때문이다. 국물의 두 번째 맛은 고소한 맛이다. 이는 국물에 녹아 있는 지방의 양이 많을수록 더욱 그렇게 느껴지게 된다. 탕과 찌개의 국물은 많은 지방을 함유하고 있어서 고소한 맛을 내고, 국이나 지리는 대체로 지방함량이 적어 담백한 맛을 낸다. 국물은 물에 음식재료를 넣고 여러 번 끓여 만든다. 이 과정에서 물에 녹는 대부분의 성분, 즉 소금을 포함한 미네랄과 지방이 국물로 빠져나오지만, 대부분의 비타민은 파괴된다. 고소한 맛을 내는 대부분의 탕 국물에 함유된 지방량은 보통 밥 1공기의 열량과 같거나 그 이상이다.

한편, 건더기에는 음식재료에 따라 단백질 · 섬유질 · 탄수화물 등이 남아 있게 되는데, 맛을 내는 성분이 다 국물로 빠져나갔기 때문에 그 자체로는 별 맛이 없다. 따라서 건더기의 맛은 국물 맛보다 못하게 되는 것이다. 그렇지만 그 영양성분은 우리 몸에 필수적인 것이며, 국물보다 훨씬 유리한 작용을 한다.

크게 보면 국물의 주 성분은 소금과 기름이다. 국물을 많이 먹을수록 우리는 더 많은 소금과 기름을 먹게 되는 것이다. 별로 짜지 않은 국물이라도 많은 양을 먹으면 소금 섭취량은 늘어난다. 소금을 많이 섭취하면 우리나라에 흔한 위암과 고혈압의 원인이 되며 결국 뇌졸중과 심장병을 일으키게 되고, 지방을 많이 섭취하면 비만 · 당뇨병 · 대장암 등의 원인이 된다.

국물을 즐기는 우리의 식문화는 소금과 지방 섭취 외에도 다른 건강상의 위해를 불러온다. 국물을 많이 먹는 사람들은 좋은 영양소가 많이 남아 있는 건더기를 상대적으로 덜 먹으며, 국물 맛이 진한 탓에 다른 반찬도 골고루 먹지 않게 되어 쉽게 고지방, 불균형식을 하게 된다. 둘째, 오래 끓인 탕 종류의 음식과 국물에 밥을 말아먹는 것은 음식이 부드러워져 먹기는 쉬우나 구강의 씹는 작용을 약화시켜 치아건강과 뇌의 노화에 영향을 미칠 수 있다. 셋째, 국물에 밥을 말아먹는 경우에는 아무래도 먹는 시간이 빨라지고, 식사시간이 짧으면 더 먹게 되는 경향이 있다. 즉, 국물 자체의 영양적 문제에 더하여 비만과 영양 불균형의 원인이 되는 것이다.

국물 중심의 식문화는 바뀌어야 한다. 먼저 모든 국 · 찌개 · 탕에는 이미 충분한 염분이 들어 있기 때문에 소금이나 간장을 더 넣지 않도록 한다. 그래도 정 싱거우면 김치, 깍두기 등의 반찬으로 간을 맞추면 된다. 되도록 건더기는 다 먹고 국물을 남기는 습관을 기른다. 이미 밥이 말아져 나오는 설렁탕·곰탕·삼계탕 등은 밥, 고기 등 건더기만 건져 먹는다. 밥이 따로 나오는 경우에는 탕이나 국에다 밥을 말지 않고 거꾸로 밥에다 건더기를 얹어서 먹고 국물을 남긴다. 건더기가 맛이 없으면 각종 반찬을 얹어 훌륭한 맛을 내면 된다. 꼭 뜨거운 국물을 먹어야 성이 차는 사람이라면 되도록 탕의 국물은 피하고 국이나 지리 국물로 대신하는 것이 좋다.

한식에는 김치, 깍두기, 나물 등 채소류가 많이 포함되어 있지만, 최근의 조사결과는 한국인들도 섬유질 섭취가 하루 권장량 25g 이상에 못 미치는 15~20g에 불과한 것으로 나타났다. 국물을 많이 먹는 사람은 대체로 건더기도 덜 먹고 반찬도 덜 먹기 때문에, 건더기와 반찬의 주 성분인 섬유질이 더 부족해지는 결과를 낳는다.

섬유질은 식품 속에 내재된 식이섬유와 식품공학적으로 제조된 기능성 섬유로 나눌 수 있는데, 식이섬유의 효과는 이미 입증되었지만 기능성 섬유는 효과가 입증되지 않은 것도 많다. 식이섬유로는 채소에 많은 리그닌, 밀·현미·보리의 셀룰로스, 곡류·채소의 헤미셀룰로스, 감·귤·사과의 펙틴, 두류·귀리·보리의 검, 곤약나무에서 추출되는 글루코만난, 질경이 씨앗의 껍질인 씰리움, 귀리·버섯 등에 있는 베타글루칸, 다시마·미역·김 등의 해조다당류를 들 수 있다. 기능성 섬유질로는 저항전분과 생물공학적으로 제조되는 폴리덱스트로스·이눌린·덱스트린·저분자아르기닌 등이 있으며, 동물성 탄수화물인 키틴·키토산·콘드로이틴·콜라겐 등도 여기에 해당된다. 시판되는 섬유질 음료나 섬유질 식품의 상당수가 식이섬유가 아닌 기능성 섬유질을 사용하기 때문에 그 양이 채소에 들어 있는 것보다 많다고 해서 꼭 좋다고 할 수는 없다. 식이섬유는 채소와 과일은 물론, 현미와 잡곡 등에 풍부하며 잘 정제되지 않은 거친 음식일수록 많이 함유되어 있다고 보면 된다. 섬유질은 신체에 여러 가지 이로운 작용을 하는데, 그 대표적인 예는 암 예방, 비만 예방, 혈당 조절, 변비 개선 등이다.

2주에 완성하는 입맛 싱겁게 바꾸기

한국인에게 가장 많이 발생하는 위암은 아직 그 원인이 다 밝혀져 있지는 않지만, 일반적으로 소금, 염장식품, 태운 음식과 뜨거운 음식, 헬리코박터 등을 주요 위험요인으로 추정하고 있다. 그 중에서도 소금과 젓갈류의 과다 섭취가 가장 큰 문제다. 짜게 먹는 것은 위암 외에도 고혈압·뇌졸중의 원인이 될뿐더러 일명 '밥 도둑' 이라는 반찬들은 자신도 모르게 더 많은 칼로리를 섭취하게 하여 비만을 불러오기도 한다. 최근 조사에 따르면 국민 1인당 평균 염분 섭취량은 12.5g으로서 미국 8.6g, 그리스 9.7g과는 많은 차이를 보인다. 이 나라들의 위암 발생률은 당연히 우리보다 현저히 낮다. 세계보건기구의 최근 권고는 1일 5g 이하로 줄이라는 것이고 우리나라의 1차 목표는 하루 10g 이하로 낮추는 것이다. 생리적으로 필요한 소금의 양은 하루 3g이면 충분하다는 것이 일치된 의견이다.

한국 음식이 짠 이유는 밥 중심 식사이기 때문이고 음식을 보관하기 위해 소금을 많이 사용하기 때문이다. 그러나 이제는 음식을 보관할 수 있는 냉장고가 있으니 더 이상 소금의 역할이 필요없다. 오히려 반찬을 아주 싱겁게 만들어 주식같이 많이 먹는 것이 적정영양을 실천하는 데 도움이 된다. 한국인이 소금을 많이 섭취하게 되는 것은 외식과 가공식품 때문이다. 외식과 가공식품은 맛을 강하게 위해 많은 양의 소금과 글루탐산나트륨, 여러 향신료들을 사용한다. 가공식품은 라면, 즉석 우동, 햄, 소시지, 즉석 수프류 등의 완전 조리식품과 통조림 등을 말한다. 이 식품들의 또 다른 특징은 소금의 양이 많으면서도 다른 맛이 강해 그다지 짜게 느끼지 못한다는 점이다.

하루에 섭취하는 소금의 양을 10g 이하로 줄이기 위해서는 크게 두 가지를 실천해야 한다. 첫째는 싱겁게 먹는 훈련을 하는 것이고, 둘째는 간이 느껴지지 않는 음식에서의 소금 섭취량을 줄이는 것이다. 둘 다 동시에 시작해도 되나 첫 번째를 성취하고 나서 두 번째를 실천하는 것이 쉬운 방법이다.

먼저 입맛을 싱겁게 바꾸기 위해서 다음 사항을 2주간 실행한다.

첫째, 집에서 하는 음식은 어느 것이나 이전에 넣던 소금 또는 간장의 반만 넣어 조리한다. 특히 국 · 찌개 · 탕 등과 나물류, 생선 및 고기요리 등이 해당된다.

둘째, 집에서 만드는 김치 · 깍두기 · 장조림 등의 밑반찬도 이전의 절반 정도로 싱겁게 만든다.

셋째, 라면을 끓일 때에는 분말 양념을

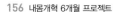

반만 넣는다.

넷째, 외식을 할 때에는 간을 조절할 수 없는 음식을 2주간만 피한다. 각종 찌개류와 탕류는 물론 간장게장 등의 짠 반찬들도 여기에 해당된다. 피할 수 없을 때에는 '아주' 싱겁게 해달라고 요청한다. 그러나 "예"라고 대답하고도 실제로 그렇게 음식을 해주는 음식점은 찾아보기 힘들다. 이런 경우에는 할 수 없이 거의 맨밥만 먹고 나오는 수밖에 없다.

다섯째, 설렁탕·곰탕 등 본인이 직접 소금을 넣을 수 있는 음식의 경우에는 절대 넣지 않고 먹는다. 이미 짜게 조리된 라면·우동·칼국수·찌개·탕 등에는 뜨거운 물을 1~2컵 부어서 먹고 국물의 대부분을 남긴다. 또 다른 요령은 조리된 음식과 밥을 같이 먹는 경우에 밥을 국에 말지 말고 거꾸로 국에서 건더기와 약간의 국물을 떠서 밥에 말아먹는다. 물론 여분의 대접이 필요할 때도 있다

여섯째, 짭짤한 오징어, 소금이 첨가된 땅콩류, 치즈가 들어 있는 스낵류 등도 피한다.

일곱째, 소금 외에 식초·겨자·후추·고추·마늘·생강·양파 등의 양념을 적절히 사용하면 싱거워도 괜찮게 느껴진다.

처음에는 거의 못 먹을 것 같지만 며칠만 실행하면 입맛이 변하기 시작하고 2주가 지나면 이전의 음식은 짜서 못 먹게 된다. 여기서 주의할 것은 우리의 입맛은 2주 동안 한두 번이라도 짜게 먹으면 금방 이전으로 되돌아간다는 것이다. 그렇게 되면 그 시점부터 다시 2주를 시작해야 한다.

일단 입맛이 변하면 짜지 않은 음식을 먹을 때 소금 섭취량을 줄

이는 두 번째 단계를 실행한다. 짜지 않으면서도 많은 양의 소금 또는 나트륨을 포함하는 음식은 국 국물, 케첩, 버터, 마요네즈, 치즈, 화학조미료 등과 콘플레이크, 롤빵 등이 있다. 싱거운 국물과 달콤하게 느껴지는 빵이라도 많은 양을 먹으면 섭취하는 소금의 양은 증가하게 된다. 짜지 않은 주요 식품의 소금 함유량은 표 2-12과 같다.

소금의 종류는 크게 천일염·정제염·기계염·가공염으로 나누는데, 천일염은 해수를 그대로 말린 것이고, 정제염은 천일염에서 불순물을 제거한 것이며, 기계염은 바닷물을 이온교환막에 통과시켜 순수한 염화나트륨만을 대량으로 추출한 것이다. 가공염은 이들을 다시 가공한 것으로 여기에는 천일염을 세라믹반응로에 넣어 구운 소금과 대나무 속에 넣어 구운 죽염, 기계염에 글루탐산나트륨을 첨가한 맛소금, 기계염에 마늘·녹차·허브·쑥 등을 배합한 식물

표 2-12 | 짜지 않은 식품의 소금 함유량

식품	양	소금양(g)	식품	양	소금양(g)
케첩	100g당	15.5	치즈	100g당	2.8
냄비우동	1인분	5.4	복지리	1인분	2.5
물냉면	1인분	4.7	마요네즈	100g당	2.3
칼국수	1인분	4.7	버터	100g당	1.9
탕수육	1접시	4.6	치즈버거	보통 1개	1.9
짬뽕	1인분	4.6	배추된장국	1대접	1.8
장터국수	1인분	4.5	쇠고기무국	1대접	1.5
수제비	1인분	4.2	닭다리튀김	1개	1.3
피자	1/2개	2.9	햄버거	보통 1개	1.3

* 서울대학교병원 건강증진센터

소금, 소금에 칼륨·마그네슘 등 다른 미네랄을 첨가한 미네랄소금 등이 있다.

천일염에 들어 있을 수 있는 중금속 등의 해수오염 위험성과 유통 과정의 위생문제가 해결된 소금이라면 그 다음 제일 중요한 것이 소금의 절대 섭취량이다. 어떤 소금이 좋은가 하는 것은 거의 기호의 문제일 뿐이며, 어떤 신비한 약효도 증명된 바 없다. 미네랄소금의 미네랄도 소금으로 섭취하는 것보다 야채, 과일 등으로 섭취하는 것이 훨씬 더 좋은 방법이다.

땅 속에서 캐낸 암염은 흙 속의 다른 광물을 포함하기 때문에 식용으로 적합하지 않은데도 특별한 효험이 있는 것처럼 선전되는 경우가 있다. 아무리 좋은 소금이라도 피부 개선이나 구강세척 등에 사용하는 것은 괜찮지만 따로 복용하거나 섭취량을 늘리는 것은 고혈압, 위암의 위험성을 높이는 결과만 낳을 뿐이다.

맛있는 음료 대신 맛없는 물을 마셔라

가판대나 슈퍼마켓에서 특히 넓은 공간을 차지하고 있는 것이 바로 음료 부분이다. 너무나 많은 종류가 있어서 늘 어떤 것을 선택해야 할지 망설여질 정도다. 한국인들은 한 해에 약 3조 7천억 원을 음료를 사먹는 데 쓰며, 이는 생수 또는 먹는 샘물에 쓰는 3천억 원의 10배에 달한다. 음료는 과채소류음료, 탄산음료, 기타음료 등으로 나누는데, 과채소류음료로는 오렌지주스로 대표되는 100% 주스, 감귤

주스·토마토주스 등의 50% 주스, 망고, 구아바, 혼합 열대과즙, 매실 음료 등으로 대표되는 과즙이 10% 이상인 저과즙주스가 있다. 청량감을 주는 탄산을 함유한 탄산음료로는 콜라, 사이다, 과일향 탄산음료, 우유함유 탄산음료, 보리탄산음료 등이 있고, 기타 음료에는 곡류음료, 두유음료, 스포츠음료, 미과즙음료, 커피, 차 음료 등과 소위 기능성을 선전하는 비타민음료, 아미노산음료, 체지방감소음료, 섬유질음료, 콜라겐음료, 숙취해소 음료 등이 있다.

이들 음료에서 맛과 청량감 외에 우리 몸에 중요한 역할을 하는 영양 성분이나 기능을 찾아볼 수 있을까? 100% 주스를 제외한 어떤 음료에서도 그것을 기대한다는 것은 무리다. 대부분 특수한 기능을 발휘하기에는 너무 적은 양이 들어 있거나 비타민음료와 같이 비타민 C가 너무 많이 들어 있어 오히려 부작용을 일으킬 소지가 있다. 아미노산음료의 아미노산은 쇠고기장조림 한 점에도 못 미치며, 콜라겐음료로 콜라겐을 먹는 것보다 돼지껍질·도가니탕·꼬리곰탕 등을 어쩌다 한 번 먹는 것이 훨씬 더 낫다. 식이섬유음료에 들어 있는 섬유질도 대부분 식품공학적으로 제조된 것이기 때문에 채소와 과일 속의 섬유질과 같은 정도의 기능을 발휘할 것으로는 기대되지 않는다. 매실음료 광고에서처럼 그 효능을 보려면 하루 6병 이상 마셔야 한다.

이들 음료에는 천연 원료 외에도 우리의 입맛을 끌기 위해 여러 인공 성분이 들어 있다. 가장 보편적인 것은 순백당으로 표시되기도 하는 설탕 또는 과당으로 대표되는 당 성분으로 음료 200mL 한 캔에 70~100kcal 정도가 들어 있다. 하루 수분 필요량 1,500mL 중

600mL 정도를 음료로 마신다면 200~300kcal는 덤으로 섭취하게 되어 비만의 요인이 된다. 두 번째 성분은 나트륨으로 주스, 스포츠음료, 미과즙음료, 아미노산음료 등에 들어 있으며 우리가 하루에 섭취하는 소금의 양을 증가시키는 역할을 한다. 소금을 많이 먹으면 혈압이 올라가고 위암의 원인이 된다. 세 번째로는 커피, 차 음료, 콜라 등에 들어 있는 카페인 성분이다. 카페인은 뇌의 각성효과와 함께 심혈관계를 자극하는 작용을 한다. 네 번째로는 주스와 탄산음료에 들어 있는 산이다. 이들 음료의 산도를 보면 pH 7.4가 중성일 때 콜라는 2.5, 사이다 2.9, 과즙 탄산음료 2.7, 어린이음료 3.3, 스포츠음료 3.0 등의 강산성이기 때문에 충치의 원인이 된다.

이 음료들 속에 감춰진 또 다른 공통점은 모두 이뇨작용이 있다는 점이다. 카페인이 많을수록, 음료에 포함된 성분이 많을수록 이뇨작용이 강해져 많은 양의 음료를 마셔도 몸 안에 남아 있는 것은 거의 없거나 오히려 수분이 더 빠져나가 만성탈수의 원인이 된다. 목마를 때 마시는 음료가 사실은 더 갈증을 유발하고 중독성이 되는 이유 중 하나가 바로 여기에 있는 것이다. 물은 마실수록 덜 마시게 되는 반면 음료는 마실수록 더 마시게 된다. 맛있다고 몸에 좋은 것은 아니다.

만성탈수는 신체의 수분이 1~2% 정도 만성적으로 부족한 상태를 말한다. 만성탈수는 변비를 일으키고, 변비가 생기면 변비약을 복용하는 경우가 흔한데, 이는 변비─만성탈수의 악순환을 불러온다. 변비약은 이뇨제와 마찬가지로 신체의 수분을 빼앗아가기 때문이다. 다만 차이점은 수분이 소변이 아닌 대변으로 배출된다는 점이

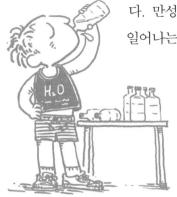

다. 만성탈수는 비만을 일으키기도 한다. 탈수 때 일어나는 갈증과 공복감을 종종 혼동하기 때문이다. 이러한 사람들은 물을 마시는 대신 오히려 음식을 더 먹게 되고 더 먹은 음식은 부종과 함께 체중을 증가시킨다. 여성들이 흔히 "몸이 부으면 살이 된다"고 하는 말이 여기에서 비롯된다. 만성탈수는 피부 미용과 노화에도 나쁜 영향을 미친다. 수분이 부족한 피부는 윤기가 없고 쉽게 주름이 생긴다. 그 외에도 만성탈수는 아침에 잘 붓는 증세와 만성피로, 인지기능 감소 및 신체기능 저하 등을 일으키며, 장기간 지속되면 요로결석 · 요로암(신장 · 요관 · 방광 등) · 대장암 · 유방암 등과 함께 당뇨병 · 뇌졸중 등의 원인이 되기도 한다. 만성탈수는 물을 거의 안 마시거나, 마시더라도 음료로만 마시는 사람들에게 흔하게 나타난다.

따라서 결론은 간단하다. 가장 좋은 음료는 물이라는 것이다. 물은 칼로리가 전혀 없을 뿐만 아니라 신체에 부담이 되는 성분도 전혀 들어 있지 않다. 물은 우리 신체의 60~70%를 구성하는 가장 중요한 성분인 수분을 충실히 채워주며 만성탈수를 예방하는 역할을 한다. 소량의 미네랄이 들어 있어 맛이 좋은 생수도 괜찮고, 보리차 · 숭늉 등도 매우 우수하다. 미네랄워터 · 해양심층수 등은 미네랄이 많이 들어 있어 오히려 물로서의 기능이 떨어지며, 알칼리이온수라는 것도 특별한 역할을 기대하기는 어렵다. 중요한 것은 물에 녹아 있는 물질이 아닌 순수한 물의 양 그 자체인 것이다. 음료 진열대 앞에서 무엇을 살까 고민할 필요가 없다. 그냥 물만 선택하면 된다.

현대인들은 만성탈수에 걸리기가 매우 쉽다. 맛있는 음료들이 늘 유혹하는데다, 초콜릿·아이스크림 등 카페인을 함유한 식품과 술 등이 우리 몸의 수분을 더욱 빼앗아가기 때문이다. 카페인과 알코올 은 함께 마신 수분의 양보다 더 많은 수분을 소변으로 배출시킨다. 대체로 커피나 술 한 잔을 마시면 1.5~2잔 정도의 물이 빠져나간다 고 보면 된다. 목 마를 때 마시는 시원한 맥주 한 잔도 사실은 우리의 목을 더 마르게 한다. 수분을 보충하지 않은 채 사우나나 찜질을 오 래 하는 것도 만성탈수의 원인이 된다. 사우나나 찜질 직후에는 피부 로 혈액이 몰려 좋은 느낌이 들지만 몸 속은 수분 부족 상태가 된다.

2001년에 실시된 국민건강·영양조사는 한국인의 평균 물 섭취 량이 매우 부족함을 보여주고 있다. 특히 여성들은 남성들에 비해 200mL 가량 덜 마시는 것으로 나와 더욱 우려를 자아낸다. 몸에 필

표 2-13 | 한국인의 물 섭취량 (mL)

연령군(세)	남자	여자	전체
7~12	833	757	798
13~19	1,061	811	936
20~29	1,067	808	925
30~49	1,013	792	897
50~64	940	777	851
65 이상	871	726	782
전체	945	766	851

* 2001년 국민건강·영양조사

요한 적절한 물의 양은 보통 성인의 경우 하루 1.5~2L 정도이고, 이는 500ml 생수병으로 하루 3~4병에 해당한다. 이 정도가 있어야 물에 의한 대사작용이 원만히 돌아가고 땀, 소변, 배변, 내쉬는 숨속의 수분 등이 마르지 않게 되는 것이다. 우리의 신체는 수분이 부족한 상태에 적응할 수는 있으나, 한계상황에서 움직이기 때문에 스트레스, 감염 등에 대한 저항력이 약해진다.

이제부터는 고집스럽게 물을 찾아야 한다. 생수병을 들고 다니는 것을 불편해하지 말아야 하며, 커피나 차를 마실 때도 물 한 잔을 따로 마시고, 음료만 파는 음식점에서도 끊임없이 물을 요구해야 한다. 물 마시는 시간은 사실 언제 마시든 큰 차이는 없다. 목이 마를 때는 당연히 마셔야 하고, 식전이나 식간에 마시는 것도 무방하다. 체중조절을 하려는 사람은 식사 직전 물을 한 컵 마시고 시작하는 것이 도움이 된다.

만성탈수가 있는 사람이 물을 많이 마시기 시작하면 처음 며칠간은 가지고 있던 증세가 더 심해질 수도 있다. 즉, 아침에 더 붓거나, 체중이 더 불거나, 소화작용에 이상이 생긴다. 이전에 카페인음료, 이뇨제, 변비약 등을 많이 사용한 사람이 그것들을 끊고 물만 많이 마시면 증세가 더 심해지게 마련이다. 힘들면 물은 많이 마시면서 복용했던 것들을 하나씩 서서히 줄여가는 것도 좋은 방법이다. 어떤 경우든 보통 1~2주만 버티면 몸의 탈수 현상이 없어지면서 이상 증세도 서서히 사라지는 것을 느끼게 된다. 당연한 얘기겠지만 처음에는 소변도 자주 보게 되는데, 점차 방광이 적응하면서 소변 보는 횟수는 줄어들고 한번에 보는 양이 늘어나게 된다. 이렇게 몸이 적응하게 되면 식욕증대, 소화 및 변비 개선, 활력 증가, 피부의 촉촉함 등의 효과를 경험하게 되며, 궁극적으로 비만·당뇨병·암 예방의 밑거름이 된다.

한국인에게 모자라는 유일한 영양소는 칼슘

영양 문제를 거론하면 아직도 사람들은 어떤 특별한 물질이나 영양소 부족을 떠올린다. 게다가 '잘 먹고 잘 살자'와 웰빙 시류는 한결같이 어떤 식품에는 무엇이 많이 들어 있어 몸에 좋다는 식의 광고 아닌 광고를 쏟아낸다. 이렇게 좋다는 음식은 다 먹어보려 애쓰고 남이 먹는다면 나도 따라 먹는 것이 음식유행을 만들어낸다.

필자도 의과대학 시절에는 주요 영양결핍증에 대해서만 배웠지 영양과잉에 대해서는 배운 적이 없다. 그러나 25년간의 의사생활에서 영양결핍이라고는 암이나 수술 때문에 식생활이 어려운 환자에게서만 보았을 뿐, 보통의 식생활을 하는 사람들에게서는 전혀 발견할 수 없었다. 영양이 문제가 되는 사람들의 거의 대부분은 오히려 영양과잉과 불균형의 문제였다. 이러한 한국 사람들에게도 절대적으로 부족한 영양소가 하나 있는데, 그것은 바로 칼슘이다.

칼슘은 약 1~2kg 정도가 우리 몸에 있는데 그 중 99%가 뼈에 존재하고, 나머지 1% 정도가 혈액·세포외액·세포액 등에 존재하여 세포막의 안정화, 세포 내 신호전달, 신경전달물질 분비, 각종 호르몬 분비 조절, 혈액 응고 및 심근·골격근·평활근의 수축에 관여한다. 이렇게 필수적인 역할을 하는 칼슘이 충분히 공급되지 못하면 우리의 몸은 뼈에 저장되어 있는 칼슘을 꺼내 쓰기 시작한다. 그래서 성장기에 칼슘이 부족하면 뼈가 튼튼해지지 못하고 폐경기를 넘어 부족하면 골다공증이 가속화된다.

하루의 칼슘 섭취는 어느 정도가 적당할까? 성인기준으로 한국인의 영양권장량 제7차 개정에서 제시한 일일섭취량은 700mg이지만, 최근의 연구 결과는 그 권장량을 1,000~1,500mg으로 높여 일차적으로는 뼈의 성장 및 골다공증의 예방에, 이차적으로는 비만 · 당뇨병 · 고혈압 · 대장암의 예방에 중요한 역할을 할 것으로 제시하고 있다. 즉, 같은 식이요법을 할 때 칼슘을 1,000mg 전후로 섭취하는 군이 이보다 적게 섭취하는 군에 비해 체중조절 효과가 더 크며, 칼슘 고섭취군이 저섭취군에 비해 당뇨병 및 대장암 발생 위험성이 감소되는 것으로 보고되었다.

표 2-14와 그림 2-6은 2001년 실시된 국민건강 · 영양조사에 나

표 2-14 | 한국인의 성별 · 연령별 칼슘 섭취량

연령별	남자(%)	여자(%)	전체(%)
7~12세	12.2	16.5	14.2
13~19세	30.9	43.0	36.9
20~29세	44.9	45.8	45.4
30~49세	20.4	22.5	21.5
50~64세	7.8	9.9	8.9
65세 이상	3.0	4.6	4.0

* 2001년 국민건강 · 영양조사

타난 한국인의 칼슘 섭취량과 그 급원을 보여주고 있다. 남녀노소를 불문하고 권장량 1,000mg에 훨씬 못 미치는 500mg 전후이며, 여성에게 더 심각함을 알 수 있다. 칼슘의 주요 급원으로는 채소류, 어패류, 우유 및 유제품, 콩식품 등의 순이었다. 한국인의 칼슘 섭취량이 매우 낮은 반면, 미국인은 평균 800mg, 그리스인은 평균 1,060mg을 섭취한다. 섭취량에 차이가 나는 가장 큰 이유는 우유 및 유제품 소비에서 찾을 수 있다. 즉, 한국인의 연평균 우유 및 유제품 소비량이 29kg인데 반해, 미국인은 257kg, 그리스인은 247kg으로 거의 10배 가까이 차이가 난다.

밥과 김치 위주의 한국 식사에 우유가 안 맞는 면은 있지만, 우리 식사가 상당히 서구화된 요즈음에도 칼슘 섭취량이 이 정도밖에 안되는 것은 다른 데 이유가 있다. 그 중 하나는 동양인에게 흔한 유당 불내성이고 다른 하나는 서양인들에게 적용되는 우유의 해를 한국

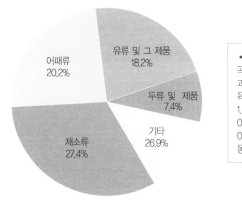

* **기타에 속하는 식품들**
곡류 및 그 제품 5.9/조미료류 4.0/ 과실류 3.9/난류 1.9/음료 및 주류 1.8/ 육류 및 그 제품 1.6/종실류 및 견과류 1.4/식물성 유지류 0.7/식물성 기타식품 0.7/감자 및 전분류 0.6/당류 및 그 제품 0.2/버섯류 0.1/동물성 유지류 0.0/ 동물성 기타식품 0.0

그림 2-6 | 칼슘섭취의 급원

인에게 적용하는 잘못된 상식이다.

유당 불내성이란 한국인의 장이 우유 속의 탄수화물인 유당을 제대로 소화해내지 못하는 현상으로 우유를 마시면 가스와 함께 복통, 설사가 일어난다. 이러한 유당 불내성은 조금씩 자주 우유를 마셔서 장을 훈련시키거나(대개 10회 정도 연속으로 마시면 된다) 요구르트나 치즈 등의 유제품으로 대체하면 쉽게 극복할 수 있다. 또 하나의 이유인 서양에서의 우유거부운동은 한국과는 사뭇 사정이 다르다. 서양인들은 육류 섭취가 서양인 제일의 재앙인 심장병의 원인이기 때문에 강력한 채식주의자가 등장하는 등 육류 소비를 줄이고자 하는 열망이 거의 신앙심에 가깝게 전개되고 있다. 우유에 대해서도 대체로 육류와 같은 맥락에서 거부운동이 일어나고 있는 것이다. 육류 소비가 서양인의 3분의 1, 우유·유제품 소비가 10분의 1인 한국인들에게 이러한 논리를 적용하는 것은 어불성설이다.

한국인 거의 대부분은 칼슘을 매일 500mg 이상씩 더 먹어야 한다. 뼈째 먹는 생선인 멸치와 뱅어포는 각각 한 종지와 세 장 이상을 먹어야 하기 때문에 현실적이지 못하다. 흔히 알고 있는 사골국에는 칼슘보다 칼슘의 섭취를 저해하는 인이 더 많고 지방과 콜레스테롤도 많아 칼슘식품으로 권장하기는 무리다. 홍화씨에도 칼슘은 거의 들어 있지 않다.

보통 식사에 칼슘을 500mg 더 먹는 제일 좋은 방법은 저지방우유를 하루 두 잔 정도 마시는 것이다. 칼슘 우유는 한 팩이면 된다. 다른 유제품으로는 고형 요구르트 2~3개, 조그만 요구르트 5개, 얇은 치즈 5장이 각각 500mg이다. 채소류 중에는 무청과 고춧잎 나물이 각각 3분의 2컵, 잎 넓이 10cm인 케일 6장 등이고, 어패류로는 동태 및 참치가 각각 4토막, 꽁치통조림 작은 것 한 캔, 대하 8마리 등이다. 콩 식품 중 두부는 3분의 2모, 순두부는 두 컵 등이고 두유에는 칼슘이 적다. 미역국으로 칼슘 500mg을 먹으려면 네 그릇을 먹어야 하고 다시마는 미역보다 칼슘 함량이 적다.

음식 중에는 추어탕 한 그릇에 거의 700mg의 칼슘이 들어 있고, 우거지국과 시래기된장국에 약 300mg 정도가 들어 있다. 메밀국수·잔치국수·콩국수 등에는 200~250mg 정도 들어 있고, 생선에도 많이 들어 있어 식사할 때 밥은 좀 덜 먹는 대신 반찬을 골고루 먹으면 대체로 칼슘섭취량이 많이 늘어난다. 칼슘을 약으로 섭취하는 방법도 있지만 흡수율이 낮을 뿐만 아니라, 식품으로 섭취했을 때 얻어지는 다른 영양소는 전혀 없다는 단점이 있다.

마시는 대신 씹어 먹어라

칼로리 과다섭취, 운동 부족, 술, 담배 다음으로 현대인 만성질환의 원인을 들라면 바로 채소와 과일 섭취의 부족을 꼽을 수 있다. 채소와 과일을 덜 먹는 사람들은 비만·당뇨병·심장병과 함께 구강암·식도암·위암·대장암 등에 걸리기 쉽다. 그 외에도 채소와 과일은 고혈압·뇌졸중·골다공증 등을 예방하며, 치아건강, 소화 및 배변작용에 중요한 역할을 한다. 채소와 과일에는 카로티노이드 · 비타민 C · 비타민 E · 엽산 · 미네랄 · 섬유질 등이 풍부하며, 그 외에도 알리움 · 인돌 · 이소플라본 등 식물성화합물을 함유하여 암과 다양한 성인병을 예방하는 역할을 한다. 그 동안의 식품과학이 채소와 과일 속의 성분들을 추출 · 농축하거나 합성하여 고단위 비타민, 건강기능식품 등을 만들었지만, 그 어느 것도 채소와 과일 그 자체만큼은 효과적이지 못한 것으로 드러났다. 만성질환과 암 예방을 위해 채소와 과일을 섭취할 때 좋은 방법은 자신이 좋아하는 한 가지만 먹지 말고 매일 다섯 가지 서로 다른 색깔의 채소와 과일을 즐기는 것이다. 색깔이 강할수록 함유된 성분도 많다고 보면 된다. 밥과 김치를 기본으로 하는 한국인의 식사는 나물 등 반찬을 골고루 먹게 되어 있어 야채는 충분히 섭취하는 편이지만, 과일 섭취는 아직도 부족한 실정이다. 제철 과일은 물론, 수입 과일, 신 과일, 단 과일 가리지 말고 많이 먹는 것이 좋다.

채소와 과일의 좋은 점을 알면서도 잘 안 먹는 사람들의 눈을 사로잡는 제품들이 있다. 바로 야채와 과일을 갈아서 만든 주스 · 녹즙 · 청즙 등이다. 주스와 녹즙은 냉장을 해야 하고 또한 즉시 먹어야 하지만, 청즙은 분말 형태로 되어 있어 그때그때 물에 타서 먹을 수 있는 편리함이 있다. 편리성에 더하여 이러한 제품들은 한결같이 채소와 과일 그 자체보다 훨씬 많은 영양소를 함유하고 있어 건강에 좋을 뿐만 아니라 특정 질환들까지도 예방하고 치료하는 효과가 있다고 알게 모르게 선전되고 있다. 그러나 과연 이러한 제품들이 채소와 과일보다 더 우수할까? 그렇지 않다.

첫째, 주스는 좀 덜한 편이지만 녹즙과 청즙은 채소, 과일의 가장 중요한 성분인 섬유질이 대부분 제거된다는 문제점이 있다. 녹즙을 짜낸 찌꺼기에 주로 섬유질이 남아 있는데, 정작 섭취해야 할 섬유질은 찌꺼기 상태로 다 버려지게 되는 것이다. 이는 섬유질이 부족한 한국인에게는 매우 중요한 문제다. 표 2-15에서 보듯 성인에게 권장되는 일일 섬유질 섭취량은 25g 이상인데 한국인의 섭취량은 그에 훨씬 못 미친다.

둘째, 판매업자들은 녹즙과 청즙의 주요 성분 중 하나가 야채효소라고 선전한다. 인체에 여러 효소가 있어 신체의 각종 대사작용을 수행하듯이 식물에도 이러한 효소들이 식물의 대사작용을 하게 되는데, 이를 섭취하면 모자란 인체의 효소를 보충해 주는 것이라는 주장이다. 야채효소는 그 형태 그대로 우리 몸에 흡수되는 것이 아니라 소화작용에 의해 분해될 뿐만 아니라, 흡수된다고 하더라도 인체의 효소와 같은 작용을 하지 않는다.

표 2-15 | 한국인의 섬유질 섭취량(g)

연령별(세)	남자	여자
13~19	15.8	12.8
20~29	18.5	15.3
30~49	21.5	18.5
50~64	21.5	20.0
65 이상	18.5	15.5
전체	18.0	16.0

* 2001년 국민건강 · 영양조사

셋째, 비타민과 미네랄이 채소와 과일에 비해 농축되어 있기는 하지만 권장량 이상으로 많이 먹는다고 더 좋은 것만은 아니다. 원인은 규명되어 있지 않지만 간질환이 있는 사람의 경우 녹즙 과다 복용이 그 증세를 더 악화시키는 것으로 보고된 바 있어 주의가 필요하다. 비타민과 미네랄은 채소와 과일만으로도 충분히 보충된다.

넷째, 쉽게 먹을 수 있다는 편리성이 사실은 최대의 약점이다. 즉, 전혀 씹지 않는다는 것인데, 치아의 저작작용은 뇌기능의 발달과 유지, 소화작용 및 치아건강에 중요한 역할을 한다. 편리한 리모컨, 에스컬레이터, 엘리베이터 등이 신체를 더 허약하게 하듯이 씹지 않는 편리함이 사실은 우리 몸을 더 약화시킬 수 있다는 것이다.

이제부터 채소와 과일을 씹어서 먹자. 물에 잘 씻으면 대부분의 농약은 제거되기 때문에 껍질째 먹는 것이 좋다. 껍질에는 과육에서 찾을 수 없는 또 다른 영양소들로 가득 차 있다. 채소와 과일은 대체로 수확하고 난 후 섭취할 때까지의 시간이 짧을수록 좋다. 한꺼번에 사다가 냉장고에 넣어두고 먹는 것보다 번거롭더라도 신선한 것을 조금씩 자주 사먹는 편이 낫다.

채소는 익혀먹지 않는 것이 더 좋지만, 익힐 경우에는 가급적 고열에 살짝 데쳐 비타민 등의 영양소가 파괴되지 않도록 한다. 채소를 오래 삶으면 비타민은 거의 파괴되고 미네랄은 국물 속으로 빠져나가게 된다. 김치와 나물이 채소의 주된 급원이었던 우리의 식생활이 점차 서구화되면서 그 섭취가 줄어들고 있다. 이제부터는 김치와 나물이 반찬이라는 고정관념을 버리고 또 하나의 주식으로 보아야 한다. 식품의 오랜 보존을 위해 소금에 절일 수밖에 없었던 과거의 관습에서 벗어나 김치와 나물도 매우 싱겁게 조리하여 밥에 곁들인 반찬이 아니라 그 자체만 먹을 수 있게 하는 슬기가 필요하다.

우리의 입맛은 어렸을 때부터 단맛, 고소한 맛, 짠맛에 길들어 있다. 스낵, 청량음료, 아이스크림 등은 달콤하고, 각종 튀긴 음식과 탕류 등은 고소하며 대부분의 찌개와 반찬은 짭짤한 맛을 기본으로 한다. 이러한 입맛에 새콤달콤한 과일은 좀 낫지만 밋밋한 맛의 채소는 그다지 먹고 싶은 생각이 안 든다. 더구나 가격도 비싼 편이고 다듬고 씻어야 하니 먹기도 여간 불편한 게 아니다. 그래서 채소와 과일은 우리의 식생활에서 점점 멀어지게 마련이다. 그러나 그것은 우리가 반드시 먹어야 하는 식품이다.

이제 2주 만에 채소와 과일을 좋아하는 습관을 들여보자.

첫째, 후식과 간식은 무조건 채소와 과일로 한다. 냉장고에는 씻은 채소와 과일을 항상 준비해놓아 쉽게 손이 가게 한다. 맛이 강한 스낵, 제과류, 아이스크림, 청량음료 등이 집에 있으면 채소와 과일은 그대로 남게 되므로 아예 사지 않는다. 오이·당근·토마토·콜리플라워 등을 간식으로 먹다보면 의외로 맛있다는 것을 금세 알게 된다.

둘째, 가정에서 나물류는 간을 넣지 않고 조리해서 많이 먹는다. 한 끼에 두세 가지 나물을 한 접시씩 먹으면 된다. 김치·깍두기·오이소박이 등도 싱겁게 해서 많은 양을 먹는다. 국·탕·찌개류는 반드시 국물을 남기고 건더기는 다 먹는다. 건더기의 상당 부분이 콩나물·호박·버섯 등 채소이기 때문이다.

셋째, 고깃집에서 식사할 경우 고기는 남기더라도 쌈은 남기지 말고 다 먹는다. 가급적 더 시켜 먹는다. 쌈은 고기나 장을 곁들이지 않고 그냥 먹는 것도 좋다. 채식전문 음식점을 선택하는 것도 좋은 방법이다.

넷째, 뷔페나 패밀리레스토랑 등 샐러드 바가 있는 곳에서는 샐러드를 주로 먹는다. 다른 음식을 많이 먹어야 본전을 뽑을 것 같지만 사실은 샐러드가 더 비싸고 영양가가 높기 때문에 더 이익이다. 이때 드레싱이나 소스를 많이 치지 말고 채소 맛 자체를 음미하도록 한다. 드레싱은 따로 준비해 필요할 때 곁들여 먹는다.

다섯째, 맛이 없어 많이 먹는 것이 어려우면 주스나 녹즙으로 시작한다. 그러나 2주가 지나면 가급적 씹어먹는 채소와 과일로 전환하는 것을 잊어서는 안 된다.

체중은 3개월에 5kg씩 빼라

복부비만과 지방비만도 비만이다

비만이 전세계의 유행병이 된 지는 이미 오래이며 한국도 그 반열에 들어서고 있다. 한국 문화에서 적당한 비만은 오히려 신수가 좋아보인다는 이유로 권장되거나 만성질환임이 부정되어왔다. 또한 배고픈 시절을 경험했던 대부분의 성인들은 체중조절을 위해서 덜 먹는다는 것은 상상도 하지 못한다. 서구인과 마찬가지로 비만은 짧은 시간에 해결할 수 없는 만성적인 문제이다. 또한 그 자체로서 고혈압·당뇨병·고지혈증·관절염 등의 증세를 보이는 질환이며, 합병증으로 뇌졸중·심장병·암 등을 일으키는 병이다.

　비만의 판정기준은 표 2-16과 같다. 즉, 체중(kg)을 자신의 신장(m)의 제곱으로 나눈 값인 체질량지수가 가장 정확한 기준이 된다.

표 2-16 | 비만판정 기준

비만판정	체질량지수	근육질인 사람	여성(체형고려)
저체중	18.5 미만		17.5 미만
정상	18.5~22.9		17.5~21.9
과체중	23~24.9	25~26.9	22~23.9
비만	25~29.9	27~31.9	24~28.9
고도비만	30	32	29

* 체질량지수=체중(kg)÷신장(m)^2

여기서 근력강화운동으로 근육이 남달리 크고 단단한 사람들은 그 기준에 2 정도 더하면 된다. 즉, 과체중이 25에서 시작하고, 비만은 27, 고도 비만은 32가 기준이 된다. 날씬함을 선호하는 여성들은 체형을 고려하여 1 정도 기준을 낮추면 된다.

신장에 따른 기준보다 체중이 많이 나가면 일반적으로 과체중 또는 비만이지만 정상체중이면서도 복부만 비만인 사람, 체지방이 많은 사람(비만지방)들도 있다. 복부비만의 진단기준은 선 자세에서 발을 어깨넓이만큼 벌리고 배꼽을 둘러서 잰 허리둘레가 남자 90cm 이상, 여자 80cm 이상으로 정의된다. 복부비만은 뱃속의 내장지방과 바깥의 피하지방이 합쳐 있는 상태이기 때문에 더 정확하게는 내장지방을 측정해야 하는데, 그 방법은 컴퓨터촬영(CT)으로 잴 수 있다. 이렇게 측정된 내장지방 면적이 100cm^2 이상이면 엄밀한 의미의 복부비만으로 정의된다. 지방비만은 전신의 체지방량으로 정의되는데 남자 25% 이상, 여자 30% 이상이면 해당된다. 체지방은 체성분 분석기로 간단히 잴 수 있다.

과체중이거나 비만이면 말할 것도 없이 복부비만이나 지방비만을 같이 갖고 있지만, 체중이 정상인데도 복부비만이나 지방비만이 있는 사람들도 점점 늘고 있다. 이러한 사람들도 비만과 마찬가지로 각종 만성질환과 암에 대한 위험성이 증가한다. 따라서 적정체중이란 체중·체지방·내장지방이 모두 정상범위에 있는 것을 의미한다.

비만 기준과 혼돈을 일으킬 수 있는 것이 체형이다. 비만의 정의는 순전히 건강의 입장에서 체중과 몸의 지방량에 의해서 결정되지만 체형은 건강보다는 미용의 입장에서 전신 또는 국소적으로 몸매를 가꾸는 것을 의미한다. 굵은 다리 '똥배' 등을 '지방흡입술,' '살빼기 주사', 변비약 등으로 치료하는 것과 탤런트나 모델이 저체중임에도 불구하고 체중을 낮게 유지하는 것이 여기에 속한다. 본인이 스스로 체형을 바꾸지 않고 기계나 수술, 메조테라피 주사 등으로 체형관리를 하는 것은 건강상의 위해가 따른다. 그럼에도 불구하고 그런 시술을 받는 사람이 많은데, 대부분 6개월 후에는 원래 모습으로 돌아가는 단점이 있다.

남자는 '술살', 여자는 '밥살'

20대에 날씬했던 사람들이 결혼을 하고 30대가 되면서부터는 슬슬 살이 찐다. 나름대로 각자의 위치에서 20대보다 훨씬 바쁜 삶을 사는데도 살이 찌는 이유는 무엇일까? 그것은 신체 활동량 부족, 음주 및 회식문화에 따른 열량 과다섭취 때문이며 이는 우리 삶의 양식과 스트레스를 반영한다. 2차질환으로 약물 부작용, 갑상선기능 저하증, 다낭성난소증, 쿠싱증후군(부신피질에서 당질 코르티코이드가 과다하게 분비되는 병), 시상하부·뇌하수체 이상 등이 있으나 매우 드물고 유전적인 성향도 일부 나타나고 있다.

남자가 30대부터 살이 찌는 이유를 살펴보자. 가정과 직업을 가지면서 가장 눈에 띄게 달라지는 것은 활동량의 감소와 회식의 증가다. 학생 시절에는 대부분 걸어다녔고, 회식이라고 해도 한 달에 1~2회 정도였다. 직장에 다니기 시작한 이후로는 과중한 업무량과 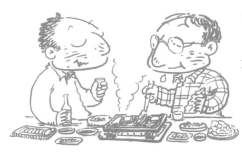 스트레스 때문에 몸을 쓰는 횟수는 점점 줄어들기 시작한다. 한두 층 계단을 오르내리는 것도 힘들어져 엘리베이터를 타게 되고, 대중교통 대신 자가용, 택시를 타게 되었다. 평일 엿새 내내 고된 업무에 시달린 탓에 일요일에는 잠만 자든가, 하루 종일 TV나 보면서 빈둥거린다. 이렇게 해서 활동량과 운동량은 절반으로 줄어든다. 이러한 남편과 자식을 보고 가정에서는 보약에 보양식을 해먹이지만 도무지 약효가 없다.

직장생활을 열심히 하다 보면 외식과 회식이 잦아진다. 외식의 대부분은 맛이 강하고 칼로리가 가정식의 1.5~2배 정도 높은 음식들이다. 즉, 가정에서 먹는 한 끼가 보통 700~800kcal이라면, 외식의 한 끼는 아무리 못 먹어도 1,000~1,500kcal가 된다. 외식이 술과 만났을 때가 회식이 된다. 기름진 안주까지 곁들인 음주문화 탓에 아무리 가벼운 회식이라도 거의 2,000~3,000kcal를 섭취하게 된다. 3차까지 하는 회식은 5,000kcal가 넘는 경우가 다반사이고 어떤 직장인은 1만kcal에 이르는 경우도 있다. 하룻밤에 1~2kg이 찌는 것이다. 이렇게 지친 몸으로 다음날 운동을 한다는 것은 엄두도 못 낼 일이다. 따라서 남자들의 비만의 주 원인은 '술살'이 되는 것이다.

여자가 30대가 되면서 살이 찌는 이유도 남자와 거의 비슷하다. 여자는 대부분 첫 출산을 하고 나면 일하는 양이 두 배 이상으로 늘어난다. 그래서 자신의 몸을 위해 따로 운동을 한다는 것은 거의 상상할 수가 없다. 그러니 임신중 찌웠던 살을 다시 빼기는 애당초 난망이다. 가정일에 지친 몸은 웬만한 거리에도 걷는 대신 차를 타게 만든다. 어느덧 배달서비스가 있는 슈퍼마켓을 주로 이용하는 버릇이 들었다. 한번 맛들인 자가용의 매력은 벗어나기가 힘들다. 혼자 몸으로 택시를 타는 것도 꺼림칙하고 아이들과 동행하려면 자가용이 안성맞춤이다. 주차도 가급적 집에서 가까이 해놓아 많이 걷지 않고 최대한 빨리 차에 오를 수 있게 한다.

남자와 마찬가지로 여자도 일에 지치면 먹는 것으로 힘을 보충하려고 한다. 여자들은 대부분 직장여성이 아니라면 집에서 식사를 하게 되는데, 혼자 먹는 식사라 잘 차려 먹기가 쉽지 않다. 그러나 밥과 김치뿐인 식사라도 그렇게 맛있을 수가 없다. 게다가 지난 명절에 먹다 남은 떡과 전도 먹어치워야 한다. 한편으로는 살이 찌는 것이 두려워 밥 대신 과일을 먹지만 그 속에 들어 있는 것이 탄수화물이어서 결국은 밥을 먹는 것과 똑같다. 여자들의 신체는 활동량이 줄어들고 칼로리 섭취가 늘어나면 근육은 주는 대신 체지방이 늘어난다. 근육이 줄어들면 신체 소모에너지의 60~70%에 이르는 기초대사량이 줄어들면서 아무리 덜 먹어도 체중은 느는 악순환이 되풀이된다. 따라서 여자들의 비만의 주 원인은 '밥살'이 되는 것이다.

일생 동안 20대 체형을 유지하라

필자의 진료실을 찾는 비만환자들의 대체적인 소망은 한 5kg만 뺐으면 하는 것이다. 그들은 여러 가지 체중감량법을 시도했지만 1~2kg 빼기도 힘들었다고 털어놓는다. 신장 170cm, 체중 75kg인 남자가 5kg을 감량하면 비만도가 어떻게 변할까? 비만도는 체질량지수·체지방량·내장지방량 등으로 정하게 되는데 이 중 가장 중요한 기준이 체질량지수로 체중(kg)을 신장(m)의 제곱으로 나눈 값이다. 이

표 2-17 | 신장에 따른 정상체중·과체중·비만

신장 (cm)	정상체중 (kg)	과체중 (kg)	비만 (kg)
150	47	52	56
155	50	55	60
160	54	59	64
165	57	63	68
170	61	66	72
175	64	70	77
180	68	75	81
185	72	79	86

사람이 75kg일 때의 체질량지수를 계산하면 $75 \div (1.7 \times 1.7) \fallingdotseq 26$으로 26이 나온다. 여기서 5kg을 뺀 70kg의 체질량지수는 24가 되어 기준상으로는 비만에서 과체중으로 변한 것은 맞지만 정상체중을 회복한 것은 아니다. 다른 예로 신장이 160cm, 체중이 65kg인 여자가 5kg을 빼면 어떻게 될까? 체질량지수가 25. 2에서 23. 4로 변한다. 역시 기준상 비만에서 과체중으로 바뀌었을 뿐이다. 이들의 목표체중은 정상체중이다. 따라서 이 두 사람이 감량해야 할 체중은 각각 10kg 이상씩이다. 그래야 정상체중에 가까워진다.

10kg 이상을 감량해야 한다고 말하면 펄쩍 뛰는 사람이 많다. 그런 반응을 보이는 것은 크게 세 가지 이유에서인데, 첫째 자기 나이에 체중이 걸맞지 않고, 둘째, 너무 많이 빼면 몸에 무리가 올 것이며, 셋째, 도저히 그렇게까지 뺄 자신이 없어서다. 그 중 첫째 이유를 살펴보자. 나이를 먹으면 살은 자연적으로 찌는 것일까? 그렇다면 나이에 따른 적정체중의 기준이 따로 있는 것은 아닐까? 답은 모두 '아니다'이다. 나이에 따라 체중이 찌는 것은 노화의 과정이 아니라 스스로 체중관리를 잘못해서다. 노화는 일률적으로 일어나는 것이 아니기 때문에 많은 사람들이 그렇다는 것이 노화과정을 의미하지는 않는다. 따라서 나이에 맞는 적정체중이라는 것은 따로 없고 오직 신장에 따른 차이만이 있을 뿐이다.

적정체중(정상체중)이란 어떤 체중일까? 누구나 일생에 한 번은 적정체중을 경험하게 된다. 성장이 끝나는 사춘기 이후인 20대 청년 시기의 몸이 대체로 적정체중인데, 이때는 섭취하는 칼로리와 활동량에 의한 에너지소모가 균형을 이루어 아름다운 체형을 갖추게 된다. 많은 사람들에게 10년 정도 지속되는 이 시기의 체중과 체형이 바로 우리가 일생 유지해야 할 체중과 체형이다. 적정체중은 인간의 몸에 최적의 상태를 제공한다. 당뇨병·고혈압·고지혈증·뇌졸중·퇴행성관절염 등을 예방할 뿐만 아니라, 일상생활을 수행하는 데에도 가장 좋은 활력과 기능을 제공함으로써 인생을 즐길 수 있게 해준다. 많은 사람들이 나이가 들면서 자기 모습을 잃어가지만, 적정체중과 아름다운 체형을 유지하는 사람들은 젊음을 그대로 간직하면서 자기 몸에 대한 자신감, 나아가서 자신의 인생에 대한 자신감을 한껏 누리고 산다.

체중과 체형은 아무리 나이가 들어도 20대로 돌아갈 수 있다. 30~40대에 자신의 몸에서 일어났던 변화를 되돌리는 데에는 짧으면 6개월, 길면 1년 정도가 걸린다. 이 정도 투자하여 새로운 몸을 되찾게 되면 우리의 인생은 새로 시작된다. 20대 체형으로 일생을 살아가라.

몸매관리만으로는 체중을 뺄 수 없다

체중을 조절하려는 여성들의 노력은 주로 사춘기 이후부터 35세 전후까지 집중된다. 이 시기에는 건강상의 이유보다는 아름다움과 외모를 위해서 체중유지와 몸매관리, 체형관리에 힘쓰게 된다. 그러나 이 시기가 지나면 대부분의 여성들은 자기 몸에 대해서 대충 포기하게 된다. 아이들 키우고 살림하는 데 바쁘다 보니 체형유지가 어렵고 또 누가 그렇게 관심을 가져주는 것도 아닌 것 같아 힘들게 노력하지 않게 된다. 그러다 늘어난 몸무게 때문에 고혈압·당뇨병·관절염 등의 성인병이 염려되어 다시 한 번 체중감량을 시도하게 되는데, 이때의 이유는 외모보다는 건강을 위해서다.

체중관리와 몸매관리는 겹치는 부문이 있기는 하지만 목표와 방법에서 매우 다르다. 체중관리가 정상체중을 목표로 주로 강한 몸을 갖고자 하는 것이라면, 몸매관리는 외모의 아름다움을 목표로 하기때문에 건강상의 불이익이 있더라도 감수한다. 여성들의 눈에는 저체중이 정상체중으로, 정상체중이 거의 과체중 또는 비만으로 보이는 것도 이러한 가치관을 반영한다. 또한 여성들의 몸매관리는 전체체중보다는 신체의 부위별 관리에 집중되기도 하는데, 뱃살과 옆구리살, 아래로 처진 둔부, 두꺼운 다리 등을 바꾸고 싶어한다. 몸이붓고 변비가 있는 것도 몸매관리에는 절대적인 금기사항이다.

이러한 몸매관리를 위해 여성들이 흔히 찾는 방법들을 살펴보자. 이 방법들은 크게 세 가지로 나뉜다. 변비와 부종 막기, 피하지방 줄이기, 신체 부위별 근육 늘이기 등이다. 변비와 부종에 대해서는 증세를 개선시켜주는 약과 식품에 주로 의존한다. 변비약, 섬유질 음료, 유산균 음료, 각종 다이어트식품 등이 사실은 배변에 초점을 맞추고 있고, 각종 이뇨제와 소변 배출을 돕는 식품들이 여기에 사용된다. 배변과 이뇨는 각각 신체에서 변과 수분을 빠져나가게 하여, 체중에 변화가 있는 것은 확실하지만 비만의 근본적인 원인인 체지방에는 아무런 작용을 하지 못한다. 더구나 복용할 때에만 효과적이어서 약과 식품에의 의존성만 높인다.

피하지방 줄이기에는 많은 방법이 사용된다. 초음파 · 전기자극 · 원적외선 등으로 셀룰라이트라 불리는 피하지방을 분해하는 각종 기계, 지방 분해성분이 들어 있다는 각종 크림, '살빼기' 주사로 알려진 아미노필린 또는 메조테라피 주사 등이 있으며, 좀더 적극적인 방법으로는 지방흡입술이 있다. 이 중 지방흡입술은 위험이 따르지만 지방을 제거하는 데 효과가 있고, 나머지 방법들은 거의 효과가 없거나 일부의 사람들에게만 도움이 된다. 약과 식품이 하루 이틀 정도의 효과가 있다면 이 치료법들은 효과가 있다고 하더라도 수 일에서 수 주 정도다. 지방흡입술로 빠져나간 피하지방도 6개월 내에 쉽게 다시 들어찬다.

신체 부위별 근육 늘이기는 주로 복부와 종아리에 집중되는데, 한때 유행했던 누워서 다리 흔들어주는 기계, 종아리 마사지기, 복부 운동기 등이 여기에 속하고 요즈음 유행하는 요가도 근본적으로는 근육 늘이기다. 본인은 가만히 있고 기계가 운동을 시켜주거나 마사지해주는 것은 거의 효과가 없고, 스스로 하는 요가나 복부운동은 결국 운동한 만큼의 효과를 낸다. 요가나 복부운동을 진력내지 않고 꾸준히 할 수 있는 사람들이 그리 많지 않기 때문에 이것 역시 효과 보기가 쉽지 않다.

위의 세 가지 방법들의 효과가 이것밖에 안 되는데도 몸매관리에 관심이 많은 여성들은 쉽게 솔깃한다. 그 이유 중 하나는 자신이 직접 노력해서 얻는 게 아니라 남한테서 손쉽게 보상받으려는 심리 때문이고 다른 하나는 문제를 '빨리빨리' 해결하려는 조급증 때문이다. 자신은 편안이 누워 있기만 하면 되고, 비만클리닉이나 체형관리실에서 알아서 해준다니 이보다 더 좋을 수 없다고 생각하는 것이다. 적절한 운동과 식사조절이 체중감량과 체형관리의 근본적인 방법이라는 것을 누구나 다 아는 상황에서 일단 '빨리빨리' 몸부터 바꾸고 운동과 다이어트로 체형을 유지한다는 전략은 많은 사람들에게 그대로 먹혀들어간다.

그러나 몸매관리만으로는 체중을 뺄 수 없다. 스스로의 노력을 통해 자신의 몸을 바꾸지 않은 채 일시적이고 외부적인 방법으로 몸매를 변화시키는 것은 밑빠진 독에 물 붓기나 다름없다. 그렇게 시작한 몸은 원점으로 다시 쉽게 돌아온다.

체중을 빼려면 어지러워야 한다

열정적으로 회사일을 해왔던 45세의 직장인 O씨는 자신이 비만이라는 사실을 알게 된 지난 5~6년 동안 자신이 노력만 하면 체중은 쉽게 조절할 수 있다는 믿음으로 건강에 대한 불안감과 싸워왔다. 그러던 중 회사에서 시간적 여유가 생겨 지난 가을 드디어 평소에 주 1회의 산행을 주 3회로 늘렸고 산행시간도 1시간에서 2시간으로 늘리는 체중감량 작전에 들어갔다. 1~2개월 후 몸은 가벼워진 것 같았으나 체중은 여전히 변화가 없었다. 할 수 없이 남들이 말하는 대로 식사량을 줄여보았더니 이번에는 회사일을 수행하기 어려울 정도로 배가 고프고 어지러워 중도에 포기하고 말았다. 체중을 내 맘대로 조절할 수 있다는 이전의 자신감이 사라지는 순간이었다.

비만이 성인병 발생의 주요 인자임이 밝혀지면서 O씨 같이 살을 빼려는 사람이 많다. 평소에 활동량이 적었던 사람들은 운동량만 늘려도 체중이 줄지만, 대부분의 사람들은 운동과 함께 섭취하는 칼로리를 줄여야 체중을 뺄 수 있다. 즉, 적게 먹어야 하는데, 제일 좋은 방법은 탄수화물:단백질:지방의 비를 65:15:20으로 유지하면서 하루 칼로리 섭취량을 평소의 반으로 줄이는 저열량·균형식을 실천하는 것이다. 물은 마음껏 마시고 음식의 종류도 이전에 먹던 그대로 하되 양을 반으로 줄이는 것이다.

저열량식을 3~4일 시행하다 보면 어지럼증이 나타나기 시작한다. 많은 사람들이 이런 증세가 오면 자기 몸에 위험사태라도 난 양 다시 먹기 시작한다. 그러나 신체의 생리작용을 살펴보면 이러한 증세가 그리 놀랄 일도 아님을 알게 된다. 하루 2,000kcal 이상의 칼로리에 적응되어 있는 우리의 몸은 이보다 적은 양의 음식이 들어오면 더 달라는 신호로 배고픔·무기력증·어지럼증 등의 증세를 일으켜 우리의 의지를 괴롭히기 시작한다. 그래도 꿋꿋이 2주 정도를 참고 견디면 우리의 몸은 더 이상 신호 보내기를 포기하고 몸에 축적되어 있는 에너지, 특히 지방질을 분해하여 사용하기 시작한다. 다시 말해 어지러운 증상은 우리 몸이 축적된 지방질을 사용하려는 전조인 셈이다.

살빼기에서 두 번째로 나타나는 증세는 얼굴에 수척해지고 병색이 도는 것이다. 그러면 또 한번 난리가 난다. 이번에는 주변 사람들의 성화가 한몫 거든다. 틀림없이 몸에 큰 이상이 생겼다느니 더 이상 살을 빼면 큰일난다느니 하면서 근거없는 불안감을 조성하여 다 된 밥에 재를 뿌린다. 이래서 체중감량에 실패하는 사람이 부지기수다. 절식으로 지방질이 분해되기 시작하면, 온몸의 피하지방이 다 빠져나가기 시작하는데 복부ㆍ둔부ㆍ다리ㆍ팔 등에는 워낙 지방층이 두꺼워 별 차이를 못 느끼지만 얼굴은 피하지방이 얇아 금세 변화가 나타난다. 그래서 살이 빠지면 얼굴부터 빠진다는 말이 있는 것이다. 그러나 이런 증상도 겪어야 할 과정이다. 주변 사람들로부터 얼굴이 안돼 보인다는 말을 들어도 속으로 쾌재를 부르면서 3개월을 더 버티면 제 모습으로 돌아옴은 물론 오히려 더 젊어졌다는 말을 듣게 된다.

　저열량ㆍ균형식을 3개월 이상 실천하면 얻게 되는 또 하나의 좋은 점은 위장이 작아지는 것이다. 이전에는 많이 먹어야만 포만감을 느끼고 기분이 좋았는데, 지금은 적게 먹어도 배부르고 오히려 조금 지나치면 금방 불편을 느낀다. 여기서 주의할 점은 식사를 빨리 하면 이런 효과를 잘 못 느끼므로 최소한 20분 이상 식사를 해야 한다는 것이다. 그 이유는 위장용량이 늘어나는 것과 뇌에서 포만감을 느끼는 것에는 10분 이상의 시간 차가 있기 때문이다.

3개월에 5kg씩 체중을 빼라

20~30대 체중조절의 주된 목적이 체형관리라면, 40대 이후의 체중관리는 생존을 위한 필수 선택이다. 이미 자신이 갖고 있는 고혈압·당뇨병·고지혈증·퇴행성관절염의 가장 좋은 치료법이기 때문이다. 여태껏 약에만 의존해왔던 사람들은 약이 자신의 만성질환을 고쳐주지 못한다는 사실을 실감하게 된다. 현재 이런 병이 없는 사람들일지라도 앞으로 시간이 지날수록 그러한 합병증이 나타날 위험성은 커진다. 현재의 비만을 그대로 두고 75세 전후까지 생존하는 데에는 별 문제가 없어 보이지만, 가장 큰 문제는 그 이후 15~20년의 삶에서 생긴다. 이 시기 동안 병을 앓지 않고, 다른 사람들에게 의존하지 않으며 활기차게 사느냐 아니냐는 바로 40~60대의 체중조절에 의해서 결정된다.

체중조절의 목표는 정상체중까지 감량하는 것이다. 대부분의 과체중자나 비만자들이 정상체중을 되찾으려면 최소한 5kg, 보통 10~15kg을 감량해야 한다. 대부분의 사람들은 그 정도의 감량목표에 지레 겁을 먹고 엄두를 못 내지만, 적절한 속도의 감량과 근본적인 체중조절 방법을 실천하면 그 목표는 어렵지 않게 성취할 수 있다.

체중감량의 가장 적절한 속도는 3개월에 5kg, 6개월에 10kg, 1년에 15~20kg이다. 그래서 대부분의 비만자들이 빠르면 6개월 늦어도 1년이면 정상체중으로 복귀할 수 있게 된다. 단, 염두에 두어야 할 사실은 3개월에 5kg을 감량해야 한다는 점이다. 이보다 적으면 제자리걸음이 되기 쉽고, 이보다 빠르면 몸에 해를 줄 수 있다. 3개월에 5kg 감량은 몸의 변화를 스스로 느끼는 최적의 속도다. 첫 2주 간의 어지럼증과 배고픔, 1개월 후부터 시작되는 얼굴의 핼쑥함에 더하여 5kg이 빠진 3개월쯤에 이르러서는 위장의 용량이 작아져서 이전보다 훨씬 적은 양을 먹어도 쉽게 배가 불러진다. 즉, 적게 먹으려고 의식하지 않아도 변화된 자신의 몸이 저절로 덜 먹게 만드는 것이다. 이후부터는 자연적으로 일어나는 몸의 변화를 즐기기만 하면 된다.

3개월에 5kg의 체중감량은 신체적인 변화뿐 아니라 정신적으로도 많은 변화를 가져온다. 첫째는 스스로도 할 수 있다는 자신감이 생긴다. 요요현상처럼 그 전의 체중으로 돌아가지 않을까 하는 불안감이 사라지기 시작한다. 둘째는 다른 사람들의 시선을 받게 된다는 점이다. 한편으로는 체중을 뺀 것에 대한 찬사를, 다른 편으로는 너무 빼면 큰일난다는 걱정어린 관심을 동시에 받게 된다. 찬사는 좋지만 걱정은 은근한 부담으로 작용하기도 한다. 이러한 사회적인 변화를 정신적으로 잘 견뎠을 때 몸과 마음은 상승작용을 하여 더 강해진다.

3개월에 5kg의 체중감량으로 겪게 되는 또 하나의 문제는 이전에 입던 옷들이 맞지 않게 된다는 것이다. 6개월에 10kg을 줄였던 필자도 하의를 대부분 고쳐 입거나 남을 줄 수밖에 없었고, 고쳐 입어도 제대로 모양이 안 났다. 나는 체중을 감량한 사람들에게 새옷을 사는 데 주저하지 말라고 권한다. 몸에 맞는 새옷을 사입되 이전에 주로 어두운 색 계통의 옷을 입었다면 이번에는 밝은 색 계통을 사는 게 좋다. 밝은 색과 새옷은 알게 모르게 내 마음을 긍정적으로 바꾸는 효과가 있다.

필자의 진료실에서는 6개월에 10kg은 보통이고, 체중이 80kg이 넘는 사람, 특히 체지방이 많은 사람들의 경우엔 더 빠른 속도로 체중감량을 시행한다. 대개 3개월에 10kg 정도를 감량하는데, 그 원리는 이미 포화되어 남은 지방이 하루를 영위하는 데 필요한 소모에너지로 사용되기 쉽기 때문이다. 잉여 지방을 다 사용하고 나면 체중감량의 속도는 3개월에 5kg 정도인 정상속도를 되찾는다. 체중감량은 정상체중이 되기 마지막 2~3kg에서 흔히 고비를 맞는데, 그 이유는 절식을 하면서 줄어든 기초대사량 때문이다. 즉, 적게 먹어도 쓰는 것이 적기 때문에 체중감량의 효과가 잘 안 나타난다. 이때의 방법은 먹는 것은 그대로 두고 운동과 활동에너지를 늘리는 것이다. 초기에 칼로리는 줄이는 것만큼의 속도는 아니지만 소기의 목적인 체중감량과 함께 심폐지구력과 근력이 증가되는 보너스를 얻게 된다.

하루 단식하고 이후부터는 반씩만 먹어라

다이어트를 하려는 사람들이 제일 먼저 묻는 것은 어떤 음식을 피하고 어떤 음식은 먹어도 좋은가 하는 것이다. 시중의 유명한 다이어트는 거의 다 음식의 종류에만 초점을 맞춘다. 황제 다이어트는 고기류는 마음대로 먹되 다른 것은 줄이는 다이어트 방법이고 저인슐린 다이어트는 혈당지수가 낮은 음식만을 골라서 먹는 것이다. 청국장 다이어트, 포도 다이어트, 생식과 채식 다이어트 모두 특정 음식으로 식단을 바꿀 것을 종용한다. 음식 프로그램을 많이 다루는 TV

에서도 주로 어떤 음식에 어떤 성분이 들어 있기 때문에 좋다는 것만 얘기하지 음식의 양에 대해서는 거의 다루지 않는다.

체중을 줄이기 위한 식이요법의 가장 근본은 음식의 종류가 아니라 음식의 양이다. 그런데도 대부분의 유행 다이어트가 종류에 중점을 두는 데에는 그럴 만한 이유가 있다. 첫째, 음식을 지정하면 사람들이 다이어트를 이해하고 실행하기 쉽기 때문이고, 둘째, 사람들이 배고픔의 고통을 과장되게 느끼는 속성 때문이다. 대중을 상대로 하는 서비스 중 고통을 어느 정도라도 수반하게 하는 방법은 대부분 잘 먹혀들지 않았던 경험이 이를 반증한다. 이는 요즈음의 의료와 상품에도 잘 반영되고 있다. 증세만을 고쳐주는 감기약 · 소화제 · 변비약 · 수면제 · 통증치료 등이 성행하고, 리모컨 · 전동치솔 · 엘리베이터 · 에스컬레이터 등이 일반화되면서 우리가 직접 몸을 쓰는 불편함은 점점 사라지고 있다. 그러나 이것이 반드시 좋은 것만은 아니다.

내몸개혁의 식이요법은 편안함을 쫓는 현대인의 습성을 근본적으로 뒤흔드는 방법이다. 많은 사람들이 단 한 끼만 굶어도 그 고통을 참지 못한다고 한다. 이런 생각이 몸과 마음에 배어 있어 끼니 때만 되면 사실은 배가 고프지 않은데도 음식점을 찾는 데 시간과 노력을 쏟는다. 실제로 하루만 굶어보고 자기 몸에 어떤 일이 벌어지는지를 체험해보라. 물론 물은 마음껏 마셔도 된다. 차나 음료가 아닌 순전한 물이어야 한다. 한 끼를 굶으면 꽤 힘들고 두 끼까지 굶고나면 배고픔의 고통이 극에 달한다. 그러나 인체의 신비는 세 끼를 굶었을 때 일어난다. 배고픔과 복부의 통증이 다 사라지면서 정신이 맑아지고 몸은 상쾌해져 전혀 다른 몸을 체험하게 된다. 이것이 바로 단식이 우리 몸에 가져다주는 정화의 효과다. 단식은 하루만으로도 충분하고 내몸개혁 프로그램을 진행하는 중간에도 시도해볼 수는 있으나 반드시 해야 하는 것은 아니다. 중요한 것은 하루쯤 굶어도 전혀 끄떡 없다는 사실을 깨닫는 데 있다.

하루 단식 이후에는 세 끼를 꼬박꼬박 먹되 평소에 먹는 음식종류는 바꾸지 말고 양만 반으로 줄인다. 물을 제외하고는 모든 것이 반이다. 눈으로 정해진 양과 적당한 포만감에 익숙해져 있는 우리의 몸으로서는 여간 실천하기 어려운 것이 아니다. 그러나 다음에 제시하는 방법대로 해보면 그다지 어려운 것도 아니다. 천천히 먹으면서 많이 씹거나 얘기를 많이 하거나 식사 중간에 물을 마시는 것이다. 반씩 먹는 훈련은 2주만 하면 어느덧 습관으로 굳어지기 시작하고 음식을 적게 먹기 때문에 그 전에 아무리 맛이 없던 음식이라도 맛있게 먹을 수 있게 된다.

많은 사람들이 이렇게 하면 영양실조에 걸릴 것이라고 걱정하면서 3일 뒤에 수반하는 어지럼증이 그 증거라고 항변한다. 그러나 전혀 걱정할 필요가 없다. 비만인 사람이 영양실조가 되기는 하늘에 별 따기보다도 어렵기 때문이다. 대부분의 비만자들은 사실 1~2개월간 물만 먹고 살아도 충분할 정도의 영양을 이미 몸에 가지고 있다. 정치적·사회적 목적으로 한 달 가량 단식을 하는 사람들이 그리 뚱뚱하지 않은데도 잘 버티는 것을 감안하면 비만자들은 그 이상도 가능한 것이다. 어지럼증도 우리 몸이 이전대로 먹게 해달라고 보내는 괴롭힘이지만 열흘만 지나면 더 이상 증세가 나타나지 않는다. 이때부터 우리 몸은 필요한 칼로리의 나머지 반을 몸에 있는 지 방으로 대체하기 시작하는 것이다.

저체중자는 6개월에 5kg을 찌워라

온 나라가 비만으로 열병을 앓고 있는 이 시기에 오히려 말라서 고민하는 사람들도 있다. 날씬함을 추구하는 여성들에게는 저체중이 큰 문제가 아니라고 느낄 수 있겠지만 남자들에게는 빈약해 보이는 외모가 사회적으로 큰 약점이 될 수 있다. 저체중은 의학적으로 체질량지수가 18.5 미만인 경우인데, 남자는 외모를 고려해서 20 미만인 경우를 말한다. 표 2-18은 저체중을 판정하고 치료할 때의 목표 체중을 보여준다. 예로, 키 160cm인 여성은 47kg 이상이어야 하고,

표 2-18 | 저체중 판정 기준

신장(cm)	체중 · 남(kg)	체중 · 여(kg)
145	42	39
150	45	42
155	48	44
160	51	47
165	54	50
170	58	53
175	61	57
180	65	60
185	68	63

170cm인 남성은 적어도 58kg 이상이 되어야 한다.

비만이 병이듯 저체중도 병이다. 저체중자는 저항력이 약해 감기 등에 자주 걸리며, 병에 걸리면 회복이 늦다. 또한 상처를 입으면 빨리 낫지 않으며 수술을 해도 합병증이 잘 생긴다. 저체중자는 근육량이 적어 힘과 체력이 약할 뿐 아니라 피부·치아·머리카락의 발육상태도 좋지 않은 경우가 흔하다. 저체중자가 정상체중자에 비해 사망률이 높고 평균수명이 짧은 것은 잘 알려진 사실이다. 특히 여성들에게는 저체중이 생리불순과 골다공증의 위험성을 높이며 거식증·폭식증 등 식이장애의 원인이 되기도 한다. 저체중의 문제는 몸에 맞는 옷을 구하기 힘든 생활의 불편함 그 이상이다.

저체중은 유전이나 체질보다는 성격·식습관·활동량·환경 등의 원인이 크기 때문에 6개월만 노력하면 어렵지 않게 고칠 수 있다.

첫째, 저체중인 사람이 흡연자라면 담배부터 끊어야 한다. 다른 노력을 안 하고 담배만 끊어도 3~4kg은 저절로 찐다. 이는 금연에서 오는 암 및 심혈관질환의 예방 위에 얹어지는 보너스다. 둘째, 음식에 대한 편견을 버려야 한다. 저체중자는 과체중자와 비만자들이 피해야 하는 음식을 오히려 더 먹어야 한다. 즉, 채식은 줄이고 육식을 많이 해야 하는데, 삼겹살·꽃등심·갈비·족발·장어구이·특설렁탕 등과 햄버거·피자 등의 패스트푸드 등도 가리지 말고 먹어야 한다. 대부분의 저체중자는 성인병 걱정을 하지 않아도 된다. 또한 고소한 스낵, 달콤한 아이스크림, 술, 안주류 등 칼로리가 높은 음식을 즐겨 먹어야 하며, 순수한 물보다는 달콤한 음료가 더 좋다. 음식을 자주 먹거나, 들고 다니면서 먹는 것도 좋은 방법이다. 또한 식전후 30분 동안은 음료를 마시지 않는 것이 더 많은 양의 음식을 먹는 데 도움이 된다. 대부분의 저체중은 가리는 음식이 너무 많아서 생긴다. 셋째, 게으르게 살아야 한다. 활동량을 줄여야 먹는 것이 살로 가는데, 하루의 일을 80%만 하고, 그 동안 일부러 걸어다녔다면, 차·에스컬레이터·엘리베이터 등을 이용해야 한다. 매사에 둔감해지는 것도 에너지를 소모하지 않는 좋은 방법이다.

운동은 너무 지나치면 살을 찌울 수 없다. 흔히 권하는 숨찬 운동, 즉 유산소 운동은 하지 않거나 가볍게 한다. 꼭 하고 싶으면 조깅·등산·수영보다는 걷기가 낫다. 근육강화운동은 근육을 키워 살을 찌우는 데 도움이 된다. 팔굽혀펴기·윗몸일으키기·아령들기·역기들기·웨이트 트레이닝 등을 하면 좋다.

원래 살 찌우기가 빼기보다 어렵지만, 위와 같은 방법으로 하면 6개월에 5kg은 너끈히 찌울 수 있다. 살을 찌울 때는 급하게 서두르지 않는 것이 좋다. 1~2개월 노력해서 안 된다고 포기하지 말고 꾸준히 시행하면 한 달에 1kg 정도씩 찌게 된다. 일단 시작하면 적어도 5kg을 찌울 때까지는 중단하지 말아야 한다. 그래야 원래의 삶으로 돌아가더라도 살이 잘 빠지지 않는다. 그래도 찌지 않는 사람은 의사의 도움이 필요하다. 병원에서는 하루 소모칼로리와 섭취량 등을 측정하여 소화 및 흡수장애, 갑상성질환, 만성감염, 류머티즘성 질환, 식사장애 등 2차 질환이 있는지 확인한다. 이런 문제들을 확인한 후 개인의 성격·체형·식습관·환경 등에 맞는 개인처방을 통해 6개월 5kg 찌우기를 성취한다.

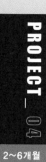

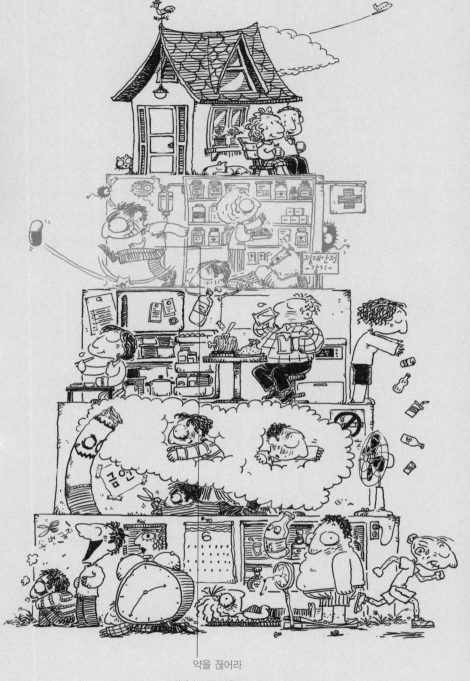

약을 끊어라

소화제가 소화불량을 일으킨다
감기는 좋은 병이다
오래 가는 인두염
위장병, 두려워 하지 마라
손발이 저리면 뇌졸중?
간장약, 필요 없다
고혈압약, 끊을 수 있다
당뇨약, 줄일 수 있다
콜레스테롤약, 끊을 수 있다

약을 끊어라

소화제가 소화불량을 일으킨다

40대 중반의 직장인 P씨는 식후에 꼭 여러 가지 약을 복용하는데 그 중 한 가지가 소화제다. 그는 꽤 오랫동안 소화제를 복용해왔다. 몇 번인가 끊어보려고 시도했지만, 끊으면 바로 소화가 안 되고 위장이 거북해져 끊을 수가 없었다. 이제는 끊기를 포기했지만 외출할 때 나 여행을 할 때 소화제를 안 가져가면 큰일나는데 하는 불안감을 떨칠 수가 없다.

한국은 소화제가 많이 소비되는 나라로 세계에서 수위를 달리고 있다. 좀 많이 먹었다 싶으면 식후 반드시 소화제를 복용하는 사람 들이 많다. 소화도 잘 시키고 위장도 보호할 것이라고 믿기 때문이 고, 약은 무조건 몸에 좋다고 알고 있기 때문이다. 소화제의 주성분은 위·십이지장·췌장 등에서 분비되는 소화효소, 간에서 분비되는 담즙, 장내 가스 제거제 등으로 그 가운데 일부만 들어 있는 것이 있고 세 가지가 다 들어 있는 복합제제도 흔하다. 이러한 성분들이 들어 있는 소화제가 소화가 안 될 때 작용하는 것은 당연하지만, 소화제에 대한 신체의 반응을 보면 그게 좋은 것만은 아니라는 사실이 드러난다.

소화제를 자주 복용하다 보면, 우리의 몸은 점점 스스로 소화효소를 만들어내는 능력을 상실하고, 소화운동이 약해지기 시작한다. 자신이 할 일을 소화제가 대신 해주기 때문이다. 따라서 이러한 몸에 음식이 들어오면 스스로 소화작용을 시작하는 것이 아니라, 소화제가 들어올 때를 기다리게 된다. 이때 우리의 몸은 소화가 안 된다고 느끼는 것이다. 처음에는 잘못 먹은 음식이나 과식 등의 이유로 소화가 안 되었던 것이 나중에는 소화제 그 자체가 소화불량을 일으키게 되는 것이다. 소화제는 다른 위장약과 마찬가지로 원인을 치료하기보다는 증세를 치료하는 약이다. 증세만 치료하다 보니 원인은 그대로 있으면서, 한편으로는 몸이 원래 가지고 있던 기능을 회복할 기회를 갖지 못하게 되는 것이다.

같은 원리로 우리 몸에 작용하는 것에는 변비약·수면제·진통제 등이 있다. 변비약을 만성적으로 복용하는 사람들의 대장은 변비약이 없으면 움직이지 않고, 수면제를 장기적으로 복용하는 사람들의 뇌 속 수면중추는 이미 스스로의 기능에 태만해져 있다. 더 나아가 통증이라는 증세도 마찬가지다. 통증을 경감시키려고 노력하면 할수록 우리의 몸은 그 다음의 통증에 더 약해지고, 같은 강도의 통증인데도 더 심하게 느끼게 된다. 역설적으로 들리겠지만 사실은 진통제나 통증치료가 통증을 일으키는 것이다.

소화제·변비약·수면제를 만성적으로 복용하는 사람들에 대한 가장 좋은 치료는 그 약들을 끊고 1~2주일 정도 버티는 것이다. 소화가 안 돼서 부대끼고, 화장실에 가지 못해서 힘들고, 잠을 못 자 미칠 지경이 되어도 최대 2주만 참으면 신체의 원래 기능이 되돌아오고, 이러한 약들이 더 이상 필요없게 된다. 이런 증세가 며칠 지속되면 병을 키우게 될 것이라는 불안에 휩싸이게 되는데 이런 불안감은 자신의 신체가 가진 회복기능을 전혀 무시하는 처사다. 내가 이런 처방을 내리면 환자들은 두 가지로 반응한다. 하나는 "선생님은 당해보지 않아서 몰라서 그래요!"라며 우선 증세를 치료해달라고 조르는 경우이고, 다른 하나는 "아, 그렇구나!"라고 깨닫고 1~2주 후에는 완쾌되어서 오는 경우이다. 통증도 마찬가지다. 아주 심한 통증이야 어쩔 수 없다고 하더라도 웬만한 통증이나 증상은 그냥 앓아도 된다. 다음에는 같은 통증도 덜 아프게 되고, 이렇게 반복해서 훈련하면 일생 동안 거의 통증없이 살게 되는 것이다.

우리 몸의 증세는 대체로 목적이 있어 보인다. 증세 자체가 병이라기보다 증세를 일으킴으로써 몸을 돌보지 않았던 우리들에게 일종의 경고 신호를 보내는 것이다. 증세만 치료하는 것은 근본적인 원인을 지속시키고 악화시키는 부작용만 낳을 뿐이다.

감기는 좋은 병이다

Q씨는 40대 중반의 중견 관리사원이다. 지난 1년 동안 걸렸던 세 번의 감기가 지금도 잊혀지지 않는다. 첫 번째는 여느 때와 같이 콧물과 기침, 두통에 컨디션이 영 말이 아니었다. 직장 일이 많아 아프다고 쉴 수도 없는데다 초기에 빨리 고쳐야겠다는 생각에 부근 A병원에 가서 주사도 맞고 약도 2~3일 복용했다. 처음에는 반짝 증세가 좋아지는 것 같더니 며칠이 지나도 증세가 호전되지 않아서, 또 다른 B병원에 갔다. 다시 주사를 맞고 약을 복용했더니 치료가 자신한테 잘 맞았는지 이내 회복되었다. 두 번째 걸렸을 때는 B병원으로 먼저 가 이전과 비슷한 치료를 받았지만 이상하게도 상태가 좋아지지 않아서 할 수 없이 좀 멀리 있는 C병원에 가서 치료를 받고나서야 나았다. 세 번째는 C병원부터 갔더니 또 잘 안 나아서 결국은 집 근처의 A병원에 다시 와 치료를 받고 증세가 호전되었다.

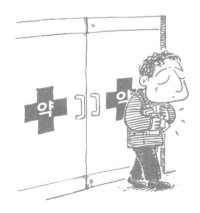

한국인은 연간 약 17조 원을 병의원과 약국에서 의료비로 지출하는데 그 가운데 감기치료에 사용하는 비용은 약 2조 원이 넘는다고 한다. 막대한 의료비 지출 외에도 우리나라에서의 감기치료는 확실히 남다른 데가 있다. 그 첫째가 감기치료에 주사를 맞는다는 점이다. 지구상에서 감기치료에 주사가 사용되는 나라는 그리 많지 않을뿐더러 사용되더라도 극히 제한적이다. 둘째는 많은 사람들이 감기치료를 받으면 감기가 빨리 낫고, 합병증도 예방해주며, 아이들에게 전염도 시키지 않는다고 믿는다는 점이다. 물론 그렇지 않다. 주사든 약이든 감기치료에 사용되는 약은 증세를 완화시켜줄 뿐 원인을 고쳐주지 못하기 때문이다. 감기는 앓을 만큼 앓아야만 면역력이 생기고 이것의 원인인 감기바이러스를 퇴치할 수 았다.

감기는 리노바이러스로 대표되는 200여 종의 감기바이러스가 일으키는 감염병이지만, 더 엄밀하게 말하면 '저항력 약화병'으로 보는 것이 옳다. 감기바이러스는 언제 어디서나 우리를 둘러싸고 있고 계속 우리 몸에 침투하고 있지만, 감기에 걸리는지 아닌지는 바이러스가 아닌 내몸의 저항력에 의해서 결정된다. 감기 증세가 심하고 오래 가는 것도 사실은 바이러스의 독성이 강해서라기보다 내가 약하기 때문이다. 저항력이 강한 사람은 독감바이러스에 걸려도 감기처럼 앓지만 저항력이 약한 사람은 감기바이러스에 걸려도 독감처럼 앓는다. 감기는 보통 2~3일, 길어야 10~14일 정도 가는 병이다. 이 짧은 기간 동안 저항력을 최대로 키울 수 있다면 성공적인 감기치료가 된다. 불행히도 고춧가루를 듬뿍 넣은 콩나물국이나 쌍화탕, 주사나 복용약 어느 것도 짧은 시간에 저항력을 키워주지는 못한다. 가장 확실하게 저항력을 높이는 방법은 휴식뿐이다.

　감기는 좋은 병이다. 감기는 우리 몸의 변화를 감지하여 체력이 약해졌음을 경고하는 파수꾼 역할을 한다. 감기에 걸리는 것은 이미 무리를 했거나 체력이 거의 소모되었을 때이므로 이제 건강도 챙기라는 신호로 받아들이면 된다. 감기는 걸릴수록 면역력이 증강되는데 감기를 파수꾼으로 잘 이용하는 것이 전제조건이다. 자꾸 감기에 걸린다고 움츠러들 게 아니라, 감기를 이기겠다는 의지로 맞서는 것이 좋다. 감기가 좋은 또 하나의 이유는 감기에 걸리면 긴장된 몸이 이완되기 때문이다. 대부분의 사람들이 감기의 나쁜 증세에만 집착하여 짜증을 내지만, 다른 한편으로는 몸의 긴장을 해소하고 뭉쳤던 근육도 풀리게 하는 항스트레스 효과가 있음을 알아야 한다. 마지막으로 체중조절을 해야 하는 대부분의 중년들에게는 다이어트라는 보너스 효과도 있다. 평소에 식욕을 참기 어려운 사람들에게 감기는 처방이 필요없는 자연적인 식욕억제제이기 때문이다. 과거에는 잘 먹어야 감기가 빨리 낫는다고 했지만 영양과잉인 현대인에게는 식사를 조절하라는 강력한 경고로 받아들이면 된다.

오래 가는 인두염

인두염은 목 안의 염증이다. 목 안이 따끔따끔하고 이물감이 있으며 침을 삼키거나 물을 마실 때 통증이 있기도 하다. 목 안에 가래가 늘 붙어 있는 것 같이 불편하고 더러 가래와 기침을, 드물게는 침 또는 가래에 피가 섞이는 각혈을 동반하기도 한다. 목 안을 들여다보면 편도선이 부어 있기도 하고 목 안 뒷벽(인두)이 빨갛게 충혈되어 있기도 하지만, 육안으로는 아무런 이상이 관찰되지 않을 수도 있다.

인두염은 치료를 해도 그때뿐인 경우가 많다. 인두염에 흔히 하는 치료는 약, 주사 또는 구강 내 국소적인 치료다. 흔히 치료를 받을 때는 나은듯싶다가도 이내 증상이 재발되는 것을 경험하게 된다. 그 이유는 이러한 치료가 사실 증세를 완화하는 대증치료이지 질병 자체를 없애주는 원인치료가 아니기 때문이다. 인두염 자체는 바이러스 감염이고, 다른 감기 바이러스와 마찬가지로 바이러스를 죽일 수 있는 약은 아직까지 없다.

인두염은 암이 아니다. 치료해도 잘 낫지 않고 오래 가는 탓에 혹시 암이 아닐까 걱정하는 사람이 많다. 다른 암과 마찬가지로 인두암이나 후두암은 아주 말기가 되기 전까지는 전혀 증세가 없다. 다시 말해 "통증이 있는 것은 암이 아니다"라고 해도 과언이 아니다. 인두염은 일생을 앓는다고 해도 생명에 지장을 주거나 장애를 일으키는 병은 아니다.

인두염은 치료할 수 있다. 체내에 바이러스가 들어왔다고 모든 사람이 인두염에 걸리고, 또한 인두염에 걸렸다고 모든 사람이 오래 가는 것은 아니다. 저항력이 저하되어 있는 사람들만 오래 고생을 하는 것이다. 사실 저항력이 있는 대부분의 사람들은 인두염에 걸리지 않으며, 걸리더라도 2~3일 앓으면 스스로 회복한다. 인두염 치료의 근본은 바로 저항력을 키우는 것이다. 그러나 의외로 저항력은 음식이나 보약에 의해서는 결정되지 않는다. 근본치료는 바로 자신이 가지고 있는 저항력의 요소를 개선시키는 것이다. 저항력을 개선하기 어렵다면, 인두염을 고치지 않고 사는 것을 마다하지 않는 것도 방법이다.

위장병, 두려워하지 마라

R씨는 40대 중반의 회사원이다. 평소에 건강하던 R씨는 2~3년 전부터 위장병으로 시달려왔다. 소화가 잘 안 되고 가스가 차며 심하면 속이 쓰린 것이 주 증세였는데, 어떤 때는 목구멍이 답답하고 뒷목이 뻣뻣하며 뒷골이 쑤시기도 한다. 또 가슴이 답답하고 쉽게 놀라며 신경이 예민해지기도 한다. 몇 번 병원에 가서 X선 검사를 받기도 하고 그 힘든 내시경검사를 두 차례나 받았는데도 의사들은 별로 대수롭지 않다는 듯 단지 "신경 쓰지 말라"는 말만 하면서 약을 처방했다. 그런데 약을 복용하면 며칠은 괜찮다가도 얼마 지나면 또다시 증세가 나타났다.

　R씨는 소위 '신경성' 위장병, 더 정확히 말하면 기능성위장장애를 앓고 있다. 우리나라에는 다른 나라와 달리 위장병을 앓는 사람들이 많은데, 그 대부분이 기능성위장장애로 판단된다. 많은 현대인을 괴롭히는 기능성위장장애의 정체는 과연 무엇일까? 기능성위장장애는 말 그대로 위장관의 기능에 이상이 생긴 것으로, 염증이나 궤양 또는 암처럼 위장관의 형태 자체에 이상이 생긴 것과는 다르다. 상복부가 쓰리고 아프다든가 소화불량, 식욕부진, 가스가 차는

것이 이 질환의 대표적인 증세지만, 목구멍이 답답하고 뒷목이 뻣뻣하며 뒷골이 아픈 긴장성두통이나 가슴이 답답하고 쉽게 놀라며 신경이 예민해지는 불안 증세를 동반하는 경우도 있다. 기능성 장애가 있는 위장관은 적절한 운동이 필요한 때에는 무기력하게 축 늘어져 있는가 하면, 필요없을 때에는 경련을 일으키기도 한다. '위경련'은 기능성위장장애의 일면을 가리키는 말이며, 불규칙하게 움직이는 위장관은 가스를 적절히 배출하지 못해 헛배부름 등의 증상을 초래하기도 한다. 소화액의 분비에 이상이 생기면 위산과다 또는 소화불량의 증세가 되는 것이다.

이러한 질환은 중병이 되는 경우는 드물어 입원치료가 필요하거나 사망하는 것은 아니지만 당사자들이 당하는 고통은 주위 사람들이 생각하는 것보다 훨씬 심하다. 소위 겉으로는 멀쩡한데 속으로 골병이 들었다는 것이 이런 경우에 해당된다. 이런 환자들은 대개 위암이나 대장암에 대한 불안감 때문에 또는 확실한 것을 알고 싶어서 X선 검사나 내시경검사를 하게 된다. 그러나 결과는 '정상'이라거나 단지 '신경성'이라는 말을 듣기도 하고 약간 위염이 있다거나 위가 처졌다는 진단을 받기도 한다. 몹시 고생한 것을 생각하면 분명 큰 병이 있어야만 하는데, 그렇지 않다고 하니 어떤 환자들은 검사가 잘못되지 않았나 싶어 다른 병원을 찾기도 한다. 그러나 다시 한 번 큰 이상이 아니라는 결과를 듣기 일쑤다.

위장병은 고칠 수 있기 때문에 두려워할 필요가 없다. 위장병의 원인으로는 스트레스, 운동부족과 함께 불규칙적인 식사습관을 들 수 있고, 남자의 경우에는 술과 담배가 또 다른 원인이다. 약화된 기능은 대개 2~3주의 약물요법으로 회복되지만 재발하기 십상이다. 그 이유는 증세만 고치고 원인을 그대로 두기 때문이다. 위장병으로 약을 6개월 이상 복용한 사람이나 조금만 신경을 써도 위장에 탈이 나는 사람들은 스트레스를 의심해 보아야 한다. 이러한 사람들이 갖는 스트레스는 대개 외적인 것보다 내적인 것에서 기인한 경우가 많다. 무던하지 않은 성격과 이에 따른 신체의 예민함이 그것이다. 그래서 고치려 해도 마음대로 되지 않는다.

이러한 사람들을 위해 행동요법이라는 치료방법이 있다. 성격 자체를 고치기는 어려워도 그 성격에 의한 신체의 반응을 차단하여 스트레스를 줄이는 방법으로, 예를 들어 완벽주의자에게는 일부러 실수하라는 행동처방을 하게 된다. 기존의 약물치료에 실패한 사람이나 장기간 위장약을 복용하는 사람들에게 주로 이 방법을 권하는데, 대개 70~80%가 3개월 정도면 거의 완쾌되어 약이 필요없게 된다.

R씨의 경우도 이러한 원인을 그대로 가지고 있었다. 자신의 일과 주위의 여건으로 보아 이러한 원인을 고치기가 쉽지 않았던 탓에 자꾸 약물에만 의지하려고 한 것이다. R씨는 요즈음 술 마시는 시간을 줄여 매일 아침 20분 정도 가벼운 산책을 한다. 약도 더 이상 복용하지 않는 그는 이제 아침 출근길이 상쾌하다.

손발이 저리면 뇌졸중?

30대 S씨 부부가 건강진단을 위해 내원했다. 특별한 증세를 호소하지는 않았고 과거에 큰 병을 앓았거나 수술을 받은 병력도 없었다. 다만 두 사람 모두 '혈액순환개선제'라는 것을 복용하고 있었다. 그 이유인즉 손발이 저린 증세가 가끔 나타나기 때문이라고 했다. 그러나 정말로 걱정되었던 것은 손발저림증이 동맥경화의 증세는 아닌지 혹은 자신들이 뇌졸중(중풍)에 걸리는 것은 아닌지 하는 것이었다. 그래서 그 예방을 위해 혈액순환개선제를 먹기 시작했다고 한다.

최근 들어 여러 종류의 혈액순환개선제가 많이 이용되고 있는데, 과용되는 것은 아닌지 살펴볼 필요가 있다. 대부분의 사람들이 손발이나 신체의 일부분이 저릴 때 이 약제를 찾는데, 이러한 손발저림의 가장 흔한 원인은 손발의 과도한 사용이나 말초신경염, 또는 관절염 때문이지 결코 혈액순환이 안 되기 때문은 아니다. 손발저림이 증세로 나타날 정도로 혈액순환이 안 되려면, 동맥이 거의 막혀 손발이 국소적으로 창백해지거나 맥박이 느껴지지 않을 정도가 되어야 한다. 담배를 오래 핀 사람들에게 생길 수 있는 버거씨병이나 혈전증 등이 이런 경우이지만 실제로는 매우 드물다.

그럼에도 불구하고 혈액순환이 문제라고 생각하는 잘못된 상식은 어디서 유래하는 것일까? 우리나라에 뇌졸중이 흔하고 많은 사람들의 건강을 위협한다는 것은 주지의 사실이다. 뇌졸중이 흔한 만큼 그 치료나 예방책에 대해서도 너무나 많은 학설과 주장이 범람하여 일반인으로서는 어느 것이 옳은지 갈피를 잡기가 어렵고 오히려 불안에 휩싸이게 된다. 혈액순환개선제도 이러한 배경에서 등장하게 된 것이 아닌가 생각된다. 혈액순환을 개선한다는 말 자체가 마치 뇌졸중을 예방한다는 듯한 뉘앙스를 풍기지만, 이 약들은 전혀 뇌졸중 예방 효과를 갖고 있지 못하다.

　손발이나 몸의 한쪽이 저릴 때에는 먼저 자신이 그 부분을 지나치게 사용하지 않았는지 생각해봐야 하고 두 번째로는 과음을 하지 않았는지 자문해봐야 한다. 지나친 음주는 바로 말초신경염의 원인이 되기 때문이다. 적절한 휴식과 금주 후에도 저린 증세가 계속되면 의사를 방문하여 정확한 진단을 받아야 한다. 당뇨병성 말초신경염이 더러 진단되기도 하고, 척추신경이 뼈나 디스크에 눌려서 손발저림증이 나타나는 경우도 있다. 혈액순환개선제를 복용하면 괜찮겠지 하는 거짓 안도감이 자칫 질병을 키워 적절한 치료시기를 놓치게 할 수도 있는 것이다.

　진단 결과 S씨 부부 중 부인의 손발저림의 원인은 손으로 빨래를 하거나 뭔가를 짜는 등 과도하게 손을 썼기 때문이었고 남편 S씨의 경우는 사업상 일주일에 3회 이상 음주를 했기 때문이었다. 그 외에는 동맥경화가 빨리 왔다는 소견도 없었고, 동맥경화를 유발시키는 위험요인도 가지고 있지 않았다. 세탁기를 적절히 이용하고 음주를 절제하기 시작한 이들 부부는 요즈음에는 혈액순환개선제를 복용하지 않고도 더 이상 손발저림 증세를 호소하지 않는다.

간장약, 필요 없다

간질환은 한국의 국민병이라 할 만큼 흔하고 많은 사람들이 염려하는 질환이다. 우리나라의 사인 통계를 보면 만성간질환과 간암은 각

각 우리나라 사망의 세 번째와 다섯 번째 원인
으로 나타나 있다. 간질환은 특히 40대, 심지
어는 30대에서까지 자주 발생하는데, 사회에
서 한창 능력을 발휘할 젊은 나이에 귀중
한 건강과 생명을 잃게 되기 때문에 더
욱 문제가 된다. 우리나라에 이토록 간
질환이 많은 것은 B형 간염바이러스 때문으로 한국인의 약 70%는
B형 간염바이러스에 한 번은 걸린 적이 있고, 약 7~8%는 보균자
상태다. 즉, 우리나라 인구 중 약 3천만 명이 이미 걸린 적이 있고,
약 3백만 명은 전염성을 가진 보균자인 셈이다.

B형 간염바이러스에 걸리면 반 이상이 감기기운 정도거나 또는
전혀 증세 없이 지나가고 20~30%만이 황달·식욕부진·피로감 등
을 주 증상으로 하는 급성간염을 앓게 된다. 급성간염은 대부분 충
분한 휴식과 식이만으로도 자연 치료되지만, 이 바이러스에 걸린 환
자의 약 10%는 만성간염으로 진행한다. 만성간염 중 다시 5~10%
에서 간경화증과 간암이 발생한다. 우리나라에 B형 간염바이러스가
이렇게 넓게 퍼지게 된 것은 주로 개인위생이 철저하지 못하고 보균
자인 어머니에게서 신생아에게 전파되는 수직감염을 예방하지 못했
기 때문이다.

많은 사람들이 이처럼 중요한 간질환에 대처하여 간장약을 찾는
것은 어쩌면 당연한 일이다. 우리나라에서는 300종류 이상의 간장
약이 시판되고 있는데 그 소비량이 어느 나라보다도 많은 것으로 나
타나 있다. 그러나 무턱대고 의사의 처방없이 간장약을 복용하는 것

은 다음과 같은 세 가지 이유 때문에 그다지 바람직하다고 할 수 없다. 첫째, 간장약의 효과에 관한 것으로 '간기능 개선', '간세포 부활' 등 그럴듯한 광고문구에도 불구하고 실제로 간장약을 복용하는 사람들이 복용하지 않은 사람들보다 간이 더 잘 보호된다는 증거가 거의 없다는 점이다. 둘째, 약의 부작용에 관한 것으로 모든 약이 그렇듯이 간장약에도 부작용이 있다. 한 예로 요즈음 많이 선전되고 있는 웅담 성분의 우르소데옥시콜린산(UDCA) 제제는 건강한 사람이나 담석증 환자가 복용했을 때는 오히려 간에 손상을 입히거나 설사와 소양증 등을 일으킬 수도 있다. 셋째, 가장 중요한 점으로 이제 간장약을 먹고 있으니 괜찮겠지 하는 거짓 안도감을 갖게 됨으로써 정말로 필요한 예방조치를 뒤로 미루거나 간질환의 조기발견을 늦추는 결과를 초래한다는 점이다.

그러면 어떻게 해야 자신의 간을 보호할 수 있을까? 현재까지는 다음 두 가지가 의학적으로 가장 효과적인 방법으로 알려져 있다. 첫째, 즉시 B형 간염 항원항체 검사를 해보고 면역이 안 되어 있으면 예방접종을 받는 것이다. 이전에 B형 간염 예방주사가 붐을 이루어 많은 사람들이 접종했으나 실제로 면역이 형성되는 비율은 70% 정도에 불과한 것으로 나타났다. 따라서 접종 후 항체검사를 받지 않은 사람들은 가능하면 빠른 시일 내에, 그리고 새로 접종하는 사람들은 3회 접종 후 3~6개월 후에 반드시 항체검사를 하여 면역체가 형성되었는지를 확인하는 것이 바람직하다. 둘째, 손상된 간을 더욱 악화시킬 수 있는 요인인 과로·술·담배·스트레스 등의 위해한 행동습관을 개선시키는 것이 중요하다. 이러한 행동습관들이 간과 인체의 다른 장기에 미치는 위험성은 어떤 보약이나 간장약으로도 상쇄시킬 수 없다. 많은 사람들이 "직업상 어쩔 수 없어서"라고 말하지만 사실은, 자신이 스스로 선택해서 간에 손상을 주고 있음을 간과하고 있다.

한편, 많은 사람들이 비싼 값을 치르면서 간에 좋다는 여러 가지 식품을 찾는다. 굼벵이·개소주·뱀탕 등이 사람들이 흔히 찾는 메뉴인 것 같다. 이러한 식품들이 과연 손상된 간을 치료하는지는 밝혀진 바가 없고, 병원에서 경험한 바에 의하면 오히려 이런 식품을 복용한 후 간질환이 악화된 경우가 많아 주의해야 한다. 간질환 환자들에게 단백질 섭취를 많이 권장하지만, 보통보다 좀더 먹으라는 것이지 아예 단백질만 먹으라는 것은 아니다.

대부분의 다른 바이러스와 마찬가지로 B형 간염바이러스를 죽일 수 있는 특효약은 현재로서는 없다. 인터페론–알파 등의 항바이러스제가 꾸준히 연구되어왔으나 아직은 비용에 비해 효과가 미약하여 실용화되지 못하고 있는 실정이다. 우리나라에서 시행된 연구는 대개 20% 이내에서 효과를 보이나 그나마도 치료 후 다시 재발하는 경우가 흔해 진정으로 치료가 되는 사람은 몇 퍼센트에 불과한 것으로 나타났다. 그러나 다행스럽게도 현재 의학계의 추세로 보아 향후 약 5년 정도면 특이치료법이 개발될 가능성이 아주 높다. 따라서 현재의 간질환 환자들은 위에서 기술한 요인들을 개선하여 병의 악화를 막고, 정기적인 검사를 통한 조기진단으로 현재의 상태를 그대로 유지하는 것이 기본적인 치료법이 될 것이다. 그것은 또한 미래의 치료법에 대한 예약이 될 수도 있다.

간질환은 충수돌기염(맹장염) 환자에게서 충수돌기를 떼어내는 것처럼 완치되지 않는 성인병이다. 그럼에도 불구하고 대부분의 간질환 환자는 적절한 예방책과 치료에 의해 간질환이 없는 사람과 거의 같은 수명과 건강을 누릴 수 있음을 잊지 말아야 한다.

고혈압약, 끊을 수 있다

T씨는 50대 후반의 활동적인 직장인이다. 고혈압을 진단받고 약물을 복용하기 시작한 지 거의 10년 가까이 돼가고 있다. 그 동안 혈압 조절이 잘 안 되어 여러 번 약을 바꾸었으며 내 진료실을 방문했을 때는 세 가지 서로 다른 종류의 약을 하루 두 번, 하루 8알 복용하고 있었다. 당시의 혈압은 140/90이었다. 진료 후 T씨는 약이 하루 1회 2알로 바뀌었고, 두 달 이후에는 하루 1알로, 다시 석 달 뒤에는 약을 전혀 복용하지 않게 되었다. 현재 T씨의 혈압은 120/80이다.

혈압약에 대해 누구나 알고 있는 상식은 한 번 시작하면 일생 끊을 수 없다는 것이다. 많은 사람들이 그런 이유 때문에 혈압약 복용을 주저하기도 하고, 복용하더라도 용법대로가 아닌 되도록이면 적게 먹으려고 하는 경향이 있다. 필자 자신도 최근까지 고혈압의 대부분은 유전적 원인을 갖는 본태성 고혈압으로 고칠 수 없다고 믿고 있었고 혈압약을 치료약으로 알고 있었다. 그러나 혈압약은 치료약이 아니었다. 혈압약은 고혈압이 일으키는 합병증, 즉 뇌졸중·심장병·신장병 등을 예방해주지만, 고혈압 그 자체를 없애주지는 못하

기 때문이다. 사실 고혈압은 어떤 근본적인 원인의 증세이고 혈압약
은 그 증세를 개선시키는 대증요법인 것이다.

 성인에게 고혈압이 발생하는 이유는 물론 유전적이고 아직 밝혀
지지 않은 점이 있기는 하지만, 다음 다섯 가지가 주요 원인이 된다.
첫째, 과체중 또는 비만, 둘째, 숨찬 운동 부족, 셋째, 염분 과다 섭
취, 넷째, 과음과 카페인음료 과다 사용, 다섯째, 몸의 민감성이다.
과체중과 비만은 정상체중보다 자신의 체중이 많을 때이고 숨찬 운
동은 거의 매일 30분 이상 해야 하며, 하루 염분섭취도 10g이 넘으
면 안 된다. 과음은 1회 마시는 양이 소주 반 병(알코올 30g) 이상,
일주일 동안 마신 총량이 소주 한 병(알코올 60g) 이상인 경우다. 카
페인 음료는 적게 마실수록 혈압에 유리하다.

 다섯 번째 몸의 민감성이 가장 중요한 문제인데, 약간의 스트레스

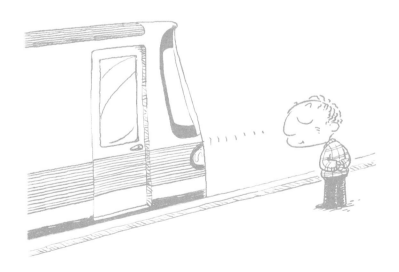

에도 혈압이 많이 오르고, 보통 때에도 혈압의 변화가 심한 사람들이 그런 경우다. 일상생활에서는 정상인데, 꼭 병원에만 오면 혈압이 높아지는 소위 백의고혈압도 그 중 하나다. 이런 사람들은 흔히 "혈압이 (저절로) 오른다"라고 표현하는데, 엄밀하게 따져보면 사실은 스스로가 혈압을 올리고 있는 것이다. 자신의 마음이나 의지는 그렇지 않지만 자신의 몸이 상황에 매우 민감하게 반응하기 때문이다. 이런 사람들의 민감성은 사실 혈압만 높이는 것이 아니라, 근육을 긴장시켜 뒷목과 어깨를 뻣뻣하게 하고, 긴장성두통을 일으키며, 소화장애·불면증·만성피로 등을 일으킨다. 혈압을 재려고 하면 덜컥 겁부터 나고 가슴이 두근거리기 시작하는 사람들도 흔하다.

혈압약을 끊으려면 네 번째까지의 원인을 해결하고, 다섯 번째 원인인 민감한 몸을 둔감하게 바꿔야 한다. 앞에서도 거론했지만, 보통 3개월의 훈련으로 고칠 수 있다. 예를 들면, 할 일이 열 가지면 일부러 여덟 가지만 하기, 일부러 어질러놓고 살기, 약속시간 어기기, 일부러 져주기, 욕먹을 짓 해보기, 기다리던 지하철 타지 않기, 지저분한 화장실 사용하기 등이다.

T씨는 위의 다섯 가지 원인 중 체중을 제외한 네 가지를 갖고 있었고 지금은 모두 개선하여 혈압약을 끊을 수 있었다. 나에게 진료받는 고혈압 환자 다섯 명 중 한 명은 이런 원인치료로 혈압약을 끊는다. 혈압약 복용을 시작할 때도 그렇지만 끊을 때도 주치의의 지도를 받는 것이 필수적이다.

당뇨약, 줄일 수 있다

일단 당뇨병을 진단받게 되면, 모든 성인병이 그렇듯이 완치될 수는 없다. 많은 사람들이 완치될 수 없다는 말에 실망하고 죽을 날이 얼마 안 남았다는 불안감을 갖게 되는 것이 보통이다. 그러나 당뇨병이 완치될 수 없다는 것은 일부 암이 소위 불치병이라는 것과 근본적으로 차이가 있다. 물론, 당뇨병을 치료하는 것이 맹장염에 걸린 사람을 수술로 완치하거나 빈혈이 있는 사람을 철분제제로 완치시킬 수 있는 것과는 거리가 있을지라도 당뇨병은 정복될 수 있다. 현대의학은 당뇨병 자체를 없앨 수는 없어도 당뇨병 환자에게 당뇨병이 없는 사람과 똑같은 수명과 건강을 유지하게 할 수는 있다. 역설적으로 당뇨병을 가지고 있는 사람은 그만큼 자신의 건강에 대해 관심을 가지고 있고 주기적으로 주치의를 찾게 되기 때문에 오히려 여타 질병을 예방할 수 있는 가능성이 높아져 더 나은 건강과 수명을 향유할 수 있는 것이다.

당뇨병을 정복하는 길은 크게 네 가지로 나눌 수 있는데, 식사 및 운동요법, 약물요법, 인슐린 주사, 정기적인 검사가 그것이다. 정기적인 검사는 어느 치료법을 사용하든 반드시 수반되는 것이고 가장 근본이 되는 식이요법과 운동요법이 실패하면, 약물요법, 이것이 실패하면 인슐린 주사를 적용하는데, 인슐린 주사를 맞는다고 해서 병세가 더 심함을 의미하는 것은 아니다.

당뇨병의 식이 · 운동요법은 다음 네 가지로 요약된다. 첫째, 규칙적인 식사, 둘째, 설탕이 직접 들어간 음식 피하기, 셋째, 매끼 식사에서 두 숟가락 정도 밥의 양 줄이기, 넷째, 규칙적인 운동 등이다. 당뇨병 때문에 병원에 가면 칼로리가 어떻느니 식품교환표가 어떻느니 하여 복잡한 교육을 받게 되는데, 사실 그 실천은커녕 이해하기조차 어려운 때가 많다. 또한 이해했다 하더라도 평소의 식사습관과 큰 차이가 나서 장기간 지속하기가 쉽지 않은 경우도 흔하다. 위의 요령은 그다지 어렵지 않게 실천할 수 있으면서도 효과적인데, 이것만 성실히 지켜도 우리나라 당뇨병 환자의 반은 정상혈당을 유지할 수 있고 따라서 약이나 인슐린 주사를 쓰지 않아도 된다.

이 네 가지 원칙을 좀더 자세히 살펴보자. 첫째, 규칙적인 식사란 같은 양의 식사를 매일 같은 시간에 하는 것을 말한다. 따라서 간식도 금물이다. 이는 당뇨병 치료에 가장 기본이며 이것이 지켜지지 않으면 약이나 인슐린을 아무리 쓰더라도 오히려 저혈당 등의 합병증을 일으켜 해가 될 때가 많다. 둘째, 설탕이 들어간 음식은 알다시피, 사탕·초콜릿·아이스크림·과자 등이며 청량음료나 커피의 설탕도 문제가 된다. 설탕을 꿀로 대신 하는 경우가 있는데 이 방법도 옳지 않다. 단맛이 꼭 필요하다면 인공감미료 중에서 인체에 무해한 것으로 밝혀진 아스파탐 제제를 쓰는 것도 방법이다. 단맛을 내는 과일은 설탕에 절인 것이 아니면 적절히 먹어도 좋다. 셋째, 밥의 양을 두 숟가락 정도 줄이는 것은 어렵지 않지만, 시장기를 느끼는 것이 문제가 된다. 무조건 굶기보다는 단백질 음식으로 보충하는 것이 좋은데, 소고기·돼지고기·생선 등 어떤 단백질 음식이라도 좋고 단지 기름은 반드시 발라내고 먹어야 한다. 네 번째, 규칙적인 운동이란 하루 20분 이상 일주일에 세 번 이상 하는 것을 말하며, 운동의 종류로는 유산소 운동, 즉 산책 · 등산 · 자전거 타기 · 배드민턴 · 수영 등이 좋다.

당뇨병 환자 중에 술에 대해 걱정하는 사람이 많은데 약주를 자주 마시면 첫째 원칙인 규칙적인 식사가 깨지게 되고, 알코올 자체의 칼로리도 높다는 문제가 있다. 따라서 당뇨병에 술은 절대 금물이다. 물론 한 달에 한두 번 한 잔 정도 마시는 것은 무방하다.

당뇨병 환자들 사이에 보리밥이 좋다고 알려져 있는데, 이는 어디까지나 위의 네 가지 원칙이 지켜졌을 때이다. 원칙을 지키지 않으면 아무리 보리밥만 먹는다 하더라도 당뇨병은 조절되지 않는다. 어떤 사람은 당뇨병 진단을 받자마자 처음부터 약을 달라고 한다. 최소한 2주 정도 위의 네 가지 원칙을 지키고 나면 혈당이 많이 감소되어 약이 필요하지 않을 수도 있음을 잊지 말아야 한다.

콜레스테롤약, 끊을 수 있다

콜레스테롤은 외래어임에도 요즈음 웬만한 사람은 다 아는 단어가 되었다. 그러나 실제로 콜레스테롤이 무엇인지 물으면 대개 동맥경화와 관련이 있다는 것 외에는 정확히 알고 있는 사람이 거의 없다. 콜레스테롤은 우리가 섭취하는 식품 내에 포함되어 있어 인체로 흡수되기도 하고, 우리 신체가 스스로 합성하여 생산해내기도 한다. 콜레스테롤은 인체생리에 중요한 여러 물질을 만드는 데 쓰이는데, 그 중 대표적인 것으로 담즙과 부신에서 분비되는 호르몬 등을 들 수 있다. 한편 콜레스테롤은 인간의 성장발달에 중요한 역할을 담당하므로 어린이와 청소년에게는 꼭 필요한 영양성분이기도 하다. 이렇게 인체에 유익한 콜레스테롤이지만 대체로 20세가 넘으면 그다지 많은 양이 필요하지 않게 되고, 오히려 지나치면 혈관벽에 콜레스테롤이 쌓이게 되므로 동맥경화가 유발되는 것이다.

혈중의 콜레스테롤은 그 자체로 존재하지는 않고 운반단백질과 결합하여 지단백 상태로 존재하게 된다. 이 지단백은 고밀도·저밀도·과저밀도로 분류되는데, 콜레스테롤은 저밀도와 고밀도 지단백에 주로 포함되어 있다. 저밀도 지단백에 함유된 콜레스테롤은 그 농도가 높을수록 동맥경화를 일으키지만, 고밀도 지단백의 콜레스테롤은 오히려 그 농도가 높을수록 혈관벽에서 콜레스테롤을 더 많이 제거하는 것으로 알려져 있다. 소위 '좋은' 콜레스테롤이라는 것은 바로 이 고밀도 지단백의 콜레스테롤치를 말한다.

불행하게도 우리나라 사람들에 대해서는 콜레스테롤 수치가 얼마나 되어야 정상인지가 정확히 연구되어 있지 않다. 미국에서는 30~39세의 경우 200mg/dl 이하, 30세 이하에서는 180mg/dl 이하가 되어야 바람직하다고 한다. 또한 20~29세 사이에서는 200mg/dl 이상, 30~39세에서는 220mg/dl 이상, 40세 이상에서는 240mg/dl 이상이면 치료가 필요하다고 알려져 있다. 이러한 수치가 우리나라에 그대로 적용되지는 않겠지만 대체로 성인남자에서는 240mg/dl, 여자에서는 260mg/dl이 넘으면 고콜레스테롤혈증을 진단하게 된다.

고콜레스테롤혈증이 오는 이유는 후천적인 것과 유전적인 것으로 나누어볼 수 있는데, 후천적인 것은 식이, 운동상태, 질병상태, 복용하는 약물 등에 영향을 받는다. 반면 유전에 의한 고콜레스테롤혈증은 매우 드물지만, 대부분의 가족에게 나타나고 콜레스테롤치가 300~500mg/dl로 매우 높아 조기에 관상동맥질환이나 뇌경색증이 일어나게 된다. 다른 질환이나 약물사용의 부작용으로 오는 것을 2차성 고콜레스테롤혈증이라 하는데, 질환으로는 갑상선기능저하증, 신증(네프로시스), 폐쇄성간질환, 조절되지 않는 당뇨병 등을 들 수 있고, 혈압약 중 베타차단제와 이뇨제, 스테로이드제제와 피임약 등이 고콜레스테롤혈증을 일으킬 수 있다.

높은 혈중 콜레스테롤 농도는 고혈압·흡연과 함께 혈관벽이 좁아지는 동맥경화의 주요 원인이 된다. 동맥경화가 원인이 되어 발생하는 질환에는 협심증·심근경색증 등과 같이 심장에 혈액을 공급하는 관상동맥이 좁아져서 생기는 질환, 뇌로 가는 혈관이 좁아져서 생기는 뇌경색증, 사지로 가는 혈관이 좁아져서 생기는 말초혈관질환 등이 있다. 이러한 인체의 주요 세 혈관 관상동맥·뇌혈관·말초혈관 중 콜레스테롤이 가장 큰 영향을 미치는 것은 심장의 관상동맥이다.

미국에서는 관상동맥질환이 사망의 가장 중요한 원인으로 꼽으며 1년에 약 100만 명이 이 질환으로 사망하는데, 거의 10명 사망에 4명 꼴이다. 미국에서는 1963년까지는 관상동맥질환으로 인한 사망률이 현저히 증가하다가, 그 이후로는 점차 감소하고 있는데, 이는 주로 지방질 섭취량과 흡연율의 감소, 더욱 개선된 치료법에 기인한 것이라고 한다.

우리나라에서도 관상동맥질환(협심증 · 심근경색증), 뇌경색증 등의 동맥경화성 질환이 점차 증가해왔는데, 한편으로 같은 기간 동안에 혈중 콜레스테롤치도 증가한 것으로 보고되고 있다. 즉, 정상 성인의 혈청 콜레스테롤 평균치가 1960년대 초 150~160mg/dl에서 1990년에 185mg/dl으로 증가한 것이다. 이는 콜레스테롤과 동맥경화성 질환의 연관성을 밝혀주는 증거가 된다.

다른 성인병과 마찬가지로 고콜레스테롤혈증은 증세가 없다. 손발이 저리거나, 몸의 한쪽이 저린 증세를 혈액순환장애－동맥경화증－뇌졸중의 증세로 연관지어 생각하는 사람들이 많다. 그러나 이는 혈액순환장애도 아니고 중추신경(뇌)의 문제도 아닌 말초신경염의 증세인 경우가 대부분이다. 고콜레스테롤혈증은 그 합병증인 심장병과 뇌경색이 나타날 때까지는 아무 증세도 없다. 따라서 치료를 해도 환자 자신이 좋아지는 것을 알 수는 없고, 단지 검사를 통해 콜레스테롤 수치가 감소되었는지를 확인해야 한다.

20세가 된 정상 성인은 콜레스테롤치 측정 검사를 반드시 받아보는 것이 좋다. 혈중 총콜레스테롤치는 공복시가 아니라도 잴 수 있는데, 단 반드시 2회 이상 측정하여 평균한 것이 자신의 수치가 된다. 이 수치가 240mg/dl을 넘지 않는 사람은 대개 5년에 1회 정도 반복 검사를 받아야 한다. 고콜레스테롤혈증으로 치료를 받고 있거나, 고혈압 · 흡연 · 당뇨병 등 다른 동맥경화의 위험요인이 있는 사람은 의사의 지시에 따라 대개 6개월마다 검사를 받게 된다. 고콜레스테롤혈증으로 진단받은 사람은 10~12시간 공복 후에, 위에서 언급한 고밀도 지단백 콜레스테롤과 중성지방 등을 측정하게 되는데,

이는 향후의 치료방침을 결정하는 데 도움이 된다.

고콜레스테롤혈증의 치료에 대해 설명하기 전에, 분명히 해야 할 것은 이 치료법은 단지 콜레스테롤이 높은 사람들에게만 해당된다는 점이다. 실제로 혈중 콜레스테롤치가 174mg/dl 미만이면 오히려 동맥경화가 아닌 다른 질환으로 인한 사망위험성이 증가한다. 우리나라 국민 전체를 보면 콜레스테롤치가 낮은 사람이 많은 편임에도 불구하고, 지방질 섭취를 꺼리는 경향이 있다. 우리 전통 한의학에서 첩약을 지을 때, 돼지고기·닭고기 등 기름진 음식을 금하는 것도 이러한 경향에 한몫하는 것 같다. 우리나라 국민의 지방질 섭취는 아직도 전체 칼로리의 20% 수준에 불과하다. 이는 고콜레스테롤혈증이 주요 문제가 되는 선진국의 40%와 비교할 때 많은 차이를 보이며, 권장 수치인 20~30% 수준에도 못 미친다. 따라서 대부분의 사람들은 지방질 또는 콜레스테롤이 많은 음식에 대해 지나치게 걱정할 필요가 없다.

고콜레스테롤혈증은 대개 네 가지 방법으로 치료하게 되는데, 식이요법, 운동요법, 여타 위험요인 개선, 약물요법이 그것이다. 처음 세 가지는 치료 즉시 동시에 실시해야 하고, 이것으로 부족하면 약물요법을 시행하게 되는데, 어느 경우든 치료는 일생 동안 해야 한다. 따라서 우선 약물부터 쓰고 효과를 보자는 것은 좋은 방법이 아니다. 처음 세 가지 치료법을 최소한 6개월 이상 실시한 후에 약물요법의 필요성을 검토하는 것이 바람직하다.

첫째, 식이요법이 가장 중요한데, 기본적으로 기름기와 콜레스테롤은 적고 섬유질이 많은 음식을 섭취해야 한다. 이를 실현하기 위해서 육식을 완전히 금할 필요는 없지만, 적당히 즐기되 동물성 기름이 많은 음식은 피하고 육식만 하는 식사는 일주일에 2회 이상을 넘지 않도록 하면 된다.

둘째, 운동요법으로 온몸의 근육을 거의 동시에 움직이며 숨이 찬 유산소 운동이 바람직한데, 가벼운 등산, 수영, 산책, 거리에서 자전거 타기 등이 이에 해당되며, 매번 30분 이상, 일주일에 3회 이상 해야 효과를 볼 수 있다. 이러한 운동을 하면, 총콜레스테롤치는 감소하고 고밀도 지단백 콜레스테롤은 증가하는 것으로 보고되고 있다.

셋째, 여타 위험요인의 개선으로 위험요인을 중요한 순서대로 나열하면 고혈압 · 흡연 · 당뇨병 · 비만 등이다. 이러한 위험요인과 고콜레스테롤혈증이 동시에 있으면, 동맥경화의 가능성이 각각의 위험을 합한 만큼만이 아니라 곱한 만큼이나 증가하게 된다. 따라서 고콜레스테롤혈증 환자는 혈압은 130/85mmHg 아래로 하고, 담배는 한 개비도 피우지 말며, 공복시 혈당이 100mg/dl가 되도록 하고, 체중은 정상체중을 유지해야 한다.

현재 콜레스테롤을 낮추는 데 효과적인 다양한 약물이 개발되

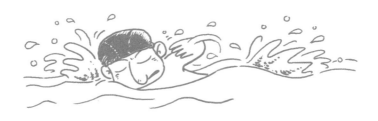

어 있다. 위의 세 가지 요법을 6개월간 실시한 후에도 좋아지지 않을 때, 의사의 지침에 따라 사용한다. 약물요법은 사용 중에만 효과가 있기 때문에 장기간, 그것도 일생 동안 복용해야 하는 불편이 따른다.

외모와 체력의 회복과 업그레이드는 이전에 가졌던 인생에 대한 부정적인 생각들을 일거에 쓸어내고 긍정적 사고로 바뀌게 한다. 이것이 바로 '내몸 개혁'의 진짜 결과이며, 강해진 몸은 어떤 새로운 일을 시작해도 두렵지 않게 만들어준다. 달라진 내몸, 젊어진 외모, 넘치는 활력을 즐겨라.

개혁된 내몸을
즐겨라

3

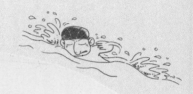

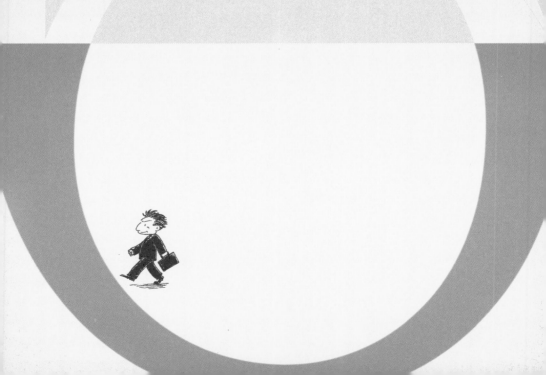

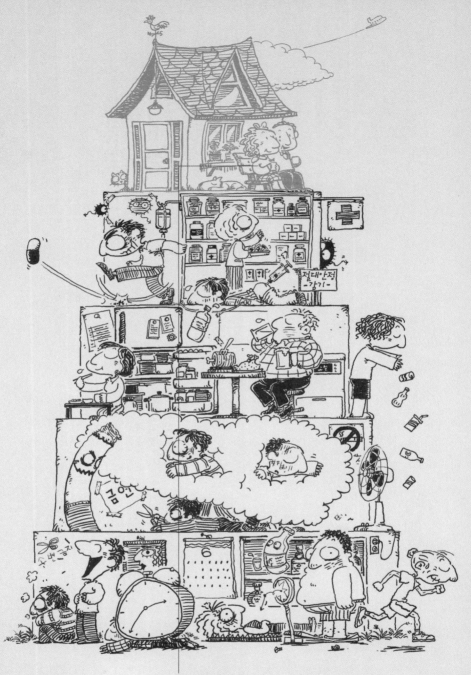

개혁된 내몸을 즐겨라

젊어진 외모, 넘치는 활력을 즐겨라
제2, 제3의 인생을 설계하라

병원, 질병의 불안에서 벗어나라

U씨 부부는 60대 부부다. 그들은 춘천에 살지만, 거의 2, 3일에 한 번은 서울에 온다. 친척집을 방문하거나 특별한 볼 일이 있어서 오는 게 아니라 오로지 필자가 몸담고 있는 서울대학교병원을 방문하기 위해서 오는 것이다. 두 사람 각각 본 병원의 6~7개과에서 정기 진료를 받기 때문에 어떤 때는 한 사람만 진료가 있는데도 같이 온다. 처음에는 한 과로 시작했는데, 어떻게 하다 보니 이렇게 진료받는 과가 늘었고 그 동안 받아온 검사만 해도 상당 수에 이른다. 그러면서도 이들은 늘 불안해했다. 스스로도 삶의 반 이상을 건강과 질병 문제를 고민하는 데 보낸다고 인정했다. TV나 신문에 나오는 질병정보들을 탐닉했고, 그때마다 자신이 그런 병에 걸리지는 않았는지 검사받고 싶어했다. 필자를 방문했을 때에는 부부가 각각 무려 10~20알 정도의 약물을 처방받고 있었다. 스스로 자신들이 걱정이 많다는 것을 인정하면서도 불안을 떨쳐버릴 수가 없었다고 했다. 이 부부는 필자의 치료에 따라 몸을 둔감하게 하는 연습과 가벼운 유산소 운동을 시작했다. 치료 과정의 우여곡절은 있었지만, 6개월 후에는 모든 약을 다 끊을 수 있었고, 병원에도 2~3개월에 한 번 정도만 방문할 수 있게 되

었으며, 무엇보다도 질병에 대한 불안을 극복한 것이 가장 큰 수확이었다. 요즈음은 TV의 건강정보에 그리 눈길이 가지 않으며, 대부분의 시간을 즐거운 일을 하는 데 쓴다.

V씨는 50대 초반의 중년부인이다. 지난 3~4년 전부터 머리가 아프고, 몸이 찌뿌드드해지면서 혈압이 오르는 느낌이 들었다. 혈압을 재보면 실제로 높아져 있고, 그러면 갑자기 불안감이 엄습하여 견딜 수 없는 상황이 되어버렸다. 이럴 때마다 V씨는 응급실을 방문했다. 응급실에서 몇 시간 안정을 하면 증세도 좋아지고 혈압도 정상으로 내려갔다. 2~3년 전부터 혈압약을 매일 복용하며 혈압이 오를 때마다 용량도 조정하고 종류도 바꾸어보았으나 응급실에 가는 횟수는 줄어들지 않았다. V씨도 몸을 둔감하게 하기와 숨찬 운동을 처방받았다. 그리고 자신의 몸이 왜 이렇게 민감하게 되었는가에 대한 원인분석도 함께 진행했다. V씨는 3개월 간 훈련을 받고 나자 응급실을 한 번도 가지 않게 됐으며, 6개월 후에는 몇 알씩 먹던 혈압약을 1알로 줄일 수 있게 되었다. 더욱이 하루에도 몇 번씩 재던 혈압도 요즈음에는 거의 재지 않는다. 혈압의 공포에서 벗어나면서 자신의 삶에서 밝은 면을 볼 수 있게 되었고, 지금은 이전과는 전혀 다른 삶을 살고 있다고 공공연히 말한다.

W씨는 65세의 사업가다. 필자를 처음 방문했을 때에는 신장 175cm에 체중 83kg이었고, 혈압약 2알, 당뇨약 4알, 고지혈증약 1알을 복용하고 있었다. 10여 년 전에 죽을고생을 하면서 체중을 70kg대로 뺐다가 다시 불기는 했지만, 그후로는 현재의 체중을 그대로 유지했고, 마음 속으로는 죽을 때까지 이 체중으로 살아갈 것이라고 생각

하고 있었다. 그러다가 3개월 만에 4kg를 빼 자신의 체중이 79kg가 되자 자신의 생애에 있을 수 없는 일이 일어났다고 감격해 마지않았다. W씨는 현재 체중을 70kg 전후로 유지하고 있다. 약도 혈압약, 고지혈증약은 복용하지 않고 당뇨약만 2알을 복용하면서도, 혈압, 콜레스테롤, 혈당 수치가 이전보다 훨씬 더 잘 조절된다. 이전에는 10년 후 은퇴를 생각했지만 지금은 은퇴 그 자체를 생각하지 않는다.

Y씨는 40대 중반의 남자 직장인이다. 업무와 관련되기도 하는데다 워낙 술을 좋아해 거의 매일 소주 2병씩 마셨던 Y씨는 필자를 방문했을 때, 신장 170cm 체중 104kg이었고 혈압약을 1알 복용하는 상태였다. 성격이 호탕하고 재미있는 얘기도 잘해서 모임에서는 단연 인기가 최고였을 Y씨에게 필자가 내린 처방은 금주 6개월이었다. 금주 처방과 함께 실제로 이를 실천할 수 있는 구체적인 방법들이 제시되었다. 이미 운동을 하고 있었고, 식이요법에 대해서도 일가견이 있었기 때문에 이 부분에 대해서는 많은 주문을 하지 않았다. Y씨는 6개월 만에 23kg을 감량했고, 혈압을 포함해서 만성질환에 대한 모든 지표들을 거의 정상으로 돌려놓았다. 물론 지금은 혈압약을 한 알도 복용하지 않는다.

젊어진 외모, 넘치는 활력을 즐겨라

내몸개혁을 실천하는 6개월은 어떻게 보면 고통의 시간이다. 초반의 어지럼증은 차치하고라도 체중감량이 본격화되면 자신의 몸은 신체적 · 정신적으로 여러 가지 어려움을 겪게 된다. 어려움의 첫 번째는 얼굴이 핼쑥해져서 더 나이가 들어보이고 심지어는 병색이 완연하다는 소리까지 듣는 것이다. 본인을 아끼는 주위 사람들이 모두 우려를 나타내면 아무리 용기 있는 사람이라도 체중감량을 끝까지 지속하기가 그리 쉽지 않게 된다. 두 번째는 힘이 빠지고 여태껏 잘하던 운동 실력이 줄어드는 것이다. 골프에서 장타를 자랑하던 사람이 비거리가 20~30m 줄고, 점수가 형편없이 나빠지는 것을 경험하게 된다. 세 번째는 성기능이 감소하는 것이다. 모든 에너지를 자신의 몸을 바꾸는 데 쓰다 보니 어쩌면 당연한 과정일 수밖에 없다. 정신적인 어려움으로 심하면 우울증에 빠질 수도 있다. 이는 힘이 없는 몸 때문이기도 하지만 몸의 빠른 변화에 수반되는 정상적인 심리반응이기도 하다.

이러한 과정의 어려움은 모든 사람이 똑같이 겪는 것은 아니고 경중의 차이가 있어서 어떤 사람은 심하게, 어떤 사람은 거의 아무 이상 없이 지나가기도 한다. 개혁하는 과정에서 충분한 휴식과 운동을 더할 수 있는 사람은 대체로 이런 어려움을 덜 겪게 되고, 시작할 때의 체력이 이미 바닥나 있던 사람은 아무래도 더 많은 증세를 겪게 된다.

내몸개혁의 묘미는 과정상 심하게 어려움을 겪었던 사람이라도 개혁이 완성되면 완전히 역전된다는 데 있다. 내몸개혁의 진정한 효과는 체중조절을 완성하고 난 2~3개월부터 나타난다. 즉, 체중을 빼는 과정에서 겪었던 여러 어려움이 체중을 다 빼고 나면 완전히 좋아지는 것이다. 가장 극적인 것은 외모에서 나타난다. 수척해 보이고 나이가 들어 보이던 얼굴이 말 그대로 젊어지기 시작하여 내몸

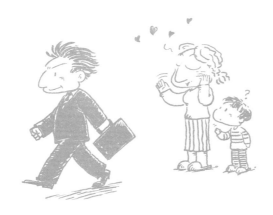

개혁을 시작하기 전보다 오히려 5∼10년은 더 젊어 보이는 외모를 갖게 된다. 이는 피하지방이 빠져 쭈그러들었던 피부가 새로운 얼굴로 제자리를 찾아가기 때문이고, 피하지방도 새로운 형태로 피부 밑에서 자리를 잡아가기 때문이다. 몸매의 변화도 주목할 만하다. 배가 나오고 곡선이 없었던 허리가 잘록하고 맵시 있는 허리로 변한다. 처졌던 어깨도 반듯하게 서서 청년의 어깨를 떠올리게 한다. 전체적인 모습이 청년이나 처녀 시절의 외모와 몸매로 되돌아가는 것이다.

 내몸개혁의 두 번째 결과는 활력과 기능의 회복이다. 회복된 활력은 시작하기 전보다 훨씬 좋아져 하루를 충실히 일하고도 피로감이 잘 느껴지지 않는다. 성기능도 시작하기 전 이상의 수준으로 돌아오고, 운동 실력도 제자리 또는 그 이상으로 회복된다. 이러한 활력과 기능의 회복은 스스로 해냈다는 자신감과 함께 상승작용을 하여 더 한층 삶의 활력소가 된다. 이전에 많이 복용했던 약물을 줄이는 것은 동시에 그 부작용도 줄이는 효과를 가져와 내몸의 활력과 기능을 높여준다. 거기다 예전에는 병원에 가거나 질병과 죽음에 대해 걱정하면서 보냈던 시간을 지금은 운동과 자기관리를 하는 데 씀으로써 내몸의 역량을 한껏 북돋울 수 있게 된다. 체력이 떨어지고 병이 생길 때에는 여러 가지 요소가 악순환을 거듭하며 내몸을 나쁜 방향으로 끌고 갔지만, 이제는 반대로 여러 요소가 상호보완을 하며 내몸을 한 차원 높은 상태로 끌어올린다.

이처럼 외모와 활력의 회복과 업그레이드는 이전에 가졌던 인생에 대한 부정적인 생각들을 일거에 쓸어내고 긍정적 사고로 바뀌게 한다. 이것이 바로 내몸개혁의 진짜 결과이며, 강해진 몸은 어떤 새로운 일을 시작해도 그다지 두렵지 않게 만들어준다. 달라진 내몸, 젊어진 외모, 넘치는 활력을 즐겨라.

제2, 제3의 인생을 설계하라

사람들은 기본적으로 인생은 하나라고 생각한다. 중·고등학생 시절 내내 대학에 들어가기 위해 고생하고 대학에 들어가서 자신이 평생 할 일을 결정한 다음, 졸업 후 그 일에 30~40년을 매진하고 나면 인생의 황혼이 오고 60대에 은퇴하여 그럭저럭 지내다가 인생을 마감한다는 것이다. 우리의 윗세대를 보면 대체로 이렇게 하나의 인생을 살았고, 은퇴 이후 몇 년 더 살지 못하고 70세 전후에 인생을 마감하는 것이 보통이었다.

그러나 이제 세상은 변했고, 우리의 몸은 달라졌다. 모두 오래 살기 때문에 자기 몸을 돌보고 어느 정도 건강관리를 하는 사람이 남자 90세, 여자 95세까지 못 살면 조기사망이 되는 시대가 온 것이다. 문제는 이 남은 수명을 어떻게 사는가이다. 사람들은 인생의 말로에 몸이 성치 못해 자식들이나 남에게 의존하여 살게 될까봐 걱정한다. 누구나 다 건강하게 잘 살다가 수명을 다하면 '곱게' 그리고 짧은 시간에 죽게 되기를 꿈꾸는 것이다. 이러한 남은 인생의 선택은 바로 지금 할 수 있고, 그것이 바로 내몸개혁이다.

이제 내몸개혁을 이룬 사람은 하나의 인생이라는 고정관념에서 벗어나야 한다. 넘치는 활력과 젊어진 외모가 뒷받침해주는 제2, 제3의 인생이 남아 있기 때문이다. 인생을 다시 정리해보면 적어도 몇 개의 단계로 나눌 수 있다. 대체로 35세까지는 교육을 받고, 가정을 이루고, 안정된 직장에 정착하는 시기다. 이것이 바로 제1단계다. 이후부터는 나름대로 자신과 가정뿐만 아니라 사회에 기여하는 역할을 수행하게 되는데, 이것이 대체로 사회적 은퇴 시기까지 지속된다. 이 시기가 제2의 단계다. 이 단계는 어떤 사람에게는 50대, 어떤 사람에게는 60대까지 지속된다. 과거에는 이 시기 이후가 제3의 단계, 하나의 단계에 불과했다. 즉, 은퇴한 후 과거나 회상하면서 자신, 가정, 사회에 별로 기여하지 않은 채, 어떤 때는 오히려 부담이나 주면서 보냈던 것이다.

이것이 과거의 단계였다면, 현재와 미래는 제3의 단계에 더 많은 인생의 의미를 부여한다. 즉, 80세 전후의 진짜 은퇴까지는 적어도 20~30년이 남아 있기 때문에 무엇이든지 할 수 있는 시기라는 것이다. 여기서 제2의 인생이 시작된다. 기존에 하던 일을 지속하는 것도 방법이지만 이것은 주로 전문직종에 있는 사람들에게만 해당된다. 더 많은 사람들은 새로운 일을 배우고 시작해야 한다. 그렇다고 학교 시절로 돌아갈 필요는 없다. 그 동안 현장에서 많은 것을 배워왔기 때문에 몇 가지 새로운 것만 익히면 완전히 새 인생, 새 직업을 시작할 수 있는 것이다. 과거 자신이 좋았던 시절에만 머물러 있지 않는다면 개혁된 몸은 완전히 새로운 일, 새로운 사람들과의 새로운 만남, 새로운 긍정적인 사고를 보장한다.

제2의 인생을 시작한 사람들에게는 언제든지 제3, 제4 인생의 길이 열려 있다. 일단 변화하기 시작하면 또 다른 변화는 그것의 연속을 의미하기 때문이다. 요즈음에는 새로운 일을 시작하면 '변신'이라고 부르면서 특별한 경우로 취급하지만, 앞으로는 누구에게나 당연한 것으로 여겨지게 된다. 모든 사람들이 새로운 일을 시작하는 시기가 온다는 의미다. 그때 가서 남 하는 대로 따라가려면 더 힘들어지는 경우도 생긴다. 따라서 항상 지금이 제2의 인생을 시작하는, 또는 변신하는 가장 적절한 시기인 것이다.

이제부터 인생의 진짜 은퇴는 80세부터 시작된다. 이 시기 이후부터는 자신과 가정 그리고 자신이 여러 인생을 통해 이룩해놓았던 것을 반추하면서 보내는 시기다. 회고록을 쓰기에 가장 적절한 시기이기도 하고, 인생을 즐길 수 있는 여유로운 시기이기도 하다. 미뤄뒀던 취미생활에 심취해볼 수도 있고, 시간 구애 받지 않고 여행을 떠날 수도 있는 시기다. 인생은 끝까지 즐기는 자에게 즐거움과 행복을 가져다준다.